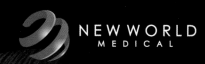
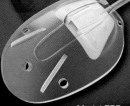
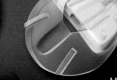
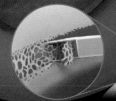
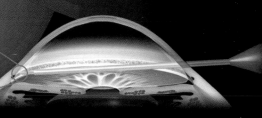

2019-2021 全国の認定医学書専門店一覧

北海道・東北地区

北海道	東京堂書店・北24条店
	昭和書房
宮 城	アイエ書店
秋 田	西村書店・秋田支店
山 形	髙陽堂書店

関東地区

栃 木	廣川書店・獨協医科大学店
	廣川書店・外商部
	大学書房・獨協医科大学店
	大学書房・自治医科大学店
群 馬	廣川書店・高崎店
	廣川書店・前橋店
埼 玉	文光堂書店・埼玉医科大学店
	大学書房・大宮店
千 葉	志学書店
東 京	文光堂書店・本郷店
	文光堂書店・外商部
	文光堂書店・日本医科大学店
	医学堂書店
	稲垣書店
	文進堂書店
	帝京ブックセンター（文進堂書店）
	文光堂書店・板橋日大店
	文光堂書店・杏林大学医学部店
神奈川	鈴文堂

東海・甲信越地区

山 梨	明倫堂書店・甲府店
長 野	明倫堂書店
新 潟	考古堂書店
	考古堂書店・新潟大学医歯学総合病院店
	西村書店
静 岡	ガリバー・浜松店
愛 知	大竹書店
	ガリバー・名古屋営業所
三 重	ワニコ書店

近畿地区

京 都	神陵文庫・京都営業所
	ガリバー・京都店
	辻井書院
大 阪	神陵文庫・大阪支店
	神陵文庫・大阪サービスセンター
	辻井書院・大阪歯科大学天満橋病院売店
	関西医書
	神陵文庫・大阪大学医学部病院店
	神陵文庫・大阪医科大学店
	ワニコ書店
	辻井書院・大阪歯科大学楠葉学舎売店
	神陵文庫・大阪府立大学羽曳野キャンパス店
兵 庫	神陵文庫・本社
奈 良	奈良栗田書店・奈良県立医科大学店
	奈良栗田書店・外商部
和歌山	神陵文庫・和歌山営業所

中国・四国地区

島 根	島根井上書店
岡 山	泰山堂書店・鹿田本店
	神陵文庫・岡山営業所
	泰山堂書店・川崎医科大学店
広 島	井上書店
	神陵文庫・広島営業所
山 口	井上書店
徳 島	久米書店
	久米書店・医大前店

九州・沖縄地区

福 岡	九州神陵文庫・本社
	九州神陵文庫・福岡大学医学部店
	井上書店・小倉店
	九州神陵文庫・九州歯科大学店
	九州神陵文庫・久留米大学医学部店
熊 本	金龍堂・本荘店（外商）
	金龍堂・まるぶん店
	九州神陵文庫・熊本出張所（外商）
	九州神陵文庫・熊本大学医学部病院店
大 分	九州神陵文庫・大分営業所
	九州神陵文庫・大分大学医学部店
宮 崎	田中図書販売（外商）
	メディカル田中
鹿児島	九州神陵文庫・鹿児島営業所

＊医学書専門店の全店舗（本・支店，営業所，外商部）が認定店です。各書店へのアクセスは本協会ホームページから可能です。

2020.10作成

日本医書出版協会では上記書店を医学書の専門店として認定しております。本協会認定証のある書店では，医学・看護書に関する専門的知識をもった経験豊かな係員が皆様のご購入に際して，ご相談やお問い合わせに応えさせていただきます。

また正確で新しい情報を常にキャッチし，見やすい商品構成などにも心がけて皆様をお迎えいたします。医学書・看護書をご購入の際は，お気軽に，安心して認定店をご利用賜りますようご案内申し上げます。

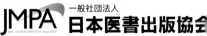

JMPA 一般社団法人
日本医書出版協会
https://www.medbooks.or.jp

〒113-0033
東京都文京区本郷5-1-13 KSビル7F
TEL (03)3818-0160 FAX (03)3818-0159

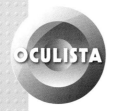

編集企画にあたって…

　緑内障に対する眼圧下降治療は，薬物・レーザー・手術のなかから病型や病期に応じて"選択"されます．しかし，ほんの10年前には，眼外法のトラベクロトミーとトラベクレクトミーの2種類だけが主たる手術の選択肢でした．前者は，眼圧下降効果がマイルドである代わりに過度の低眼圧や濾過胞感染等の晩期の合併症が少ない，後者は強力な眼圧下降効果が期待できる反面，術後の管理が煩雑で視力低下につながる合併症の危険性が比較的高いといったが特徴がありますが，この2術式だけでは，種々の状態の緑内障患者さんすべての要望・要求を埋めることは困難で，少なくないアンメットニーズが存在しました．

　このような背景のなかで，近年大きな変革が2つありました．1つは，低侵襲緑内障手術(MIGS)と呼ばれる一連の眼内法による流出路再建術の登場です．本邦では，iStent，カフークデュアルブレード，マイクロフック ab interno トラベクロトミー，スーチャートラベクロトミー眼内法等が代表的な MIGS 術式として行われています．MIGS は，眼表面への低侵襲性や白内障手術との相性の良さから，多剤併用と従来の観血手術の間を埋める眼圧下降治療法として定着してきました．もう1つは，瘢痕化が起こりやすい角膜輪部をバイパスし眼球赤道部に房水濾過を行うチューブシャント手術の登場です．本邦では，アーメド緑内障バルブとバルベルト緑内障インプラントが保険診療で行われています．チューブシャント手術は，トラベクレクトミーの効果が期待できない症例で，トラベクレクトミーと毛様体破壊術の間を埋める選択肢を提供しています．また，マイクロパルスを用いた毛様体光凝固術は，MIGS として，あるいは，トラベクレクトミー後の治療法として，両端の選択肢となる可能性があります．

　本企画では，これらの新しく登場した緑内障手術をまさにこれらから開始しようとする術者を想定して，適応と手技についてそれぞれの術式に精通したスペシャリストの先生方に解説いただきました．特に手技については，具体的な手術方法に加えて，手術に必要な小物(隅角プリズム，針糸，鑷子等)や周術期の薬剤の使用，合併症に対する対処方法についても惜しみなく解説いただいています．また，眼内法手術を行う際の手術セッティングとヘッズアップサージェリーについては，別項目も用意しました．本企画が増えた選択肢を有効に緑内障患者さんへ届けられる一助となることを願います．

2020 年 11 月

谷戸正樹

KEY WORDS INDEX

WRITERS FILE

（50音順）

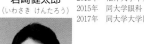

岩﨑健太郎
（いわさき けんたろう）

2013年	福井大学卒業
2015年	同大学眼科
2017年	同大学大学院

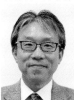

新明 康弘
（しんめい やすひろ）

1995年	北海道大学卒業
2001年	同大学大学院医学研究科博士課程終了
2010年	同大学病院，助教
2016年	同，診療講師

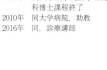
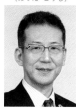

新田 耕治
（にった こうじ）

1991年	富山医科薬科大学卒業
1993年	同大学眼科，助手
1997年	福井県済生会病院眼科，医長
2006年	金沢大学大学院医学博士取得
2012年～現在	福井県済生会病院眼科，部長
2013年	金沢大学眼科，臨床准教授（学外）
2016年～現在	同，臨床教授（学外）

金森 章泰
（かなもり あきやす）

1999年	神戸大学卒業
2004年	医学博士取得
	兵庫県立尼崎病院眼科，医員
2006年	神戸大学医学部附属病院眼科，助手
2008年	モントリオール大学眼科研究留学
2010年	神戸大学医学部附属病院眼科，助教
2014年	同，講師
2017年	かなもり眼科クリニック，院長
	神戸大学医学部附属病院眼科，非常勤講師

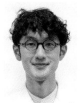

杉原 一暢
（すぎはら かずのぶ）

2012年	島根大学卒業
	同大学医学部付属病院，研修医
2014年	同大学眼科，医員
2015年	同，助教

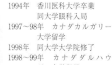

廣岡 一行
（ひろおか かずゆき）

1994年	香川医科大学卒業
	同大学眼科入局
1997～98年	カナダカルガリー大学留学
1998年	同大学大学院修了
1998～99年	カナダダルハウジー大学留学
2000年	香川医科大学眼科，助手
2008年	香川大学眼科，講師
2014年	同，准教授
2018年	広島大学眼科，准教授
2020年	同大学大学院視覚病態学，診療教授

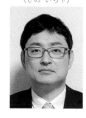

佐野 一矢
（さの いちや）

2010年	東海大学卒業
2012年	島根大学眼科入局
2014年	松江赤十字病院眼科
2016年	自治医科大学眼科，助教
2020年	島根大学眼科，助教

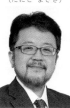

谷戸 正樹
（たにと まさき）

1996年	島根医科大学卒業
	同大学眼科，助手
1999年	千原眼科医院，医員
	京都大学大学院医学研究科，特別研究学生
2003年	日本学術振興会，特別研究員（京都大学ウイルス研究所，研究員）
2004年	日本学術振興会，特別研究員（オクラホマ大学ヘルスサイエンスセンター眼科，研究員）
2006年	島根大学眼科，講師
2014年	松江赤十字病院眼科，部長
2018年	島根大学眼科，教授

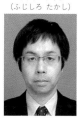

藤代 貴志
（ふじしろ たかし）

2002年	東京大学卒業
	同大学医学部附属病院，研修医
2004年	JCHO東京新宿メディカルセンター（旧東京厚生年金病院）
2005年	さいたま赤十字病院
2012年	同，副部長
2016年	東京大学医学部附属病院，助教

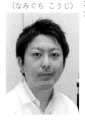

浪口 孝治
（なみぐち こうじ）

2006年	愛媛大学卒業
2014年	同大学眼科，助教
2018年	同大学視機能再生学講座，助教

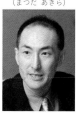
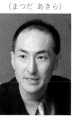

松田 彰
（まつだ あきら）

1991年	北海道大学卒業
	同大学眼科学講座入局
1998年	日本学術振興会，特別研究員
1999年	北海道大学眼科学講座，助手
2002年	英国ウエールズ大学，ウエルカムトラスト研究員
2003年	理化学研究所・遺伝子多型研究センター，研究員
2005年	京都府立医科大学眼科学講座，助教
2009年	順天堂大学眼科学講座，准教授

達人に学ぶ！最新緑内障手術のコツ

編集企画／島根大学教授　谷戸正樹

Monthly Book
OCULISTA
編集主幹／村上 晶　高橋 浩

CONTENTS

No.94 / 2021.1◆目次

「OCULISTA」とはイタリア語で眼科医を意味します．

Monthly Book

OCULISTA
オクリスタ

2020. **3** 月増大号

No.

84

眼科鑑別診断の
勘どころ

眼科における**鑑別診断にクローズアップした増大号!**
日常診療で遭遇することの多い疾患・症状を中心に、**判断に迷ったときの**
鑑別の"勘どころ"をエキスパートが徹底解説!

編集企画

柳　靖雄 旭川医科大学教授

2020年3月発行　B5判　182頁　定価5,500円 (本体5,000円+税)

主な目次

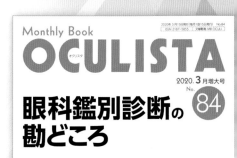

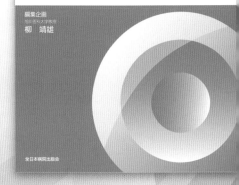

Monthly Book

OCULISTA
オクリスタ

2020. 3 月増大号

No.

84

眼科鑑別診断の
勘どころ

編集企画
旭川医科大学教授
柳　靖雄

全日本病院出版会

全日本病院出版会

〒113-0033 東京都文京区本郷 3-16-4　Tel:03-5689-5989
www.zenniti.com　　　　　　　　　　　Fax:03-5689-8030

MB OCULI. No. 94：1−7, 2021

特集／達人に学ぶ！最新緑内障手術のコツ

Ab interno-緑内障手術の セッティング

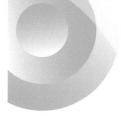

金森章泰*

Key Words： 緑内障手術(glaucoma surgery)，眼内隅角手術(ab-interno gonio surgery)，低侵襲緑内障手術(minimally invasive glaucoma surgery：MIGS)，手術用顕微鏡のセッティング(setting of surgical microscope)，手術用隅角鏡(surgical gonioprism)

Abstract： Ab interno-緑内障手術は，眼内から(ab-interno)行う緑内障手術であり，隅角への手術，すなわち隅角手術とも言い換えることができる．隅角手術は他の手術とは異なり，手術用顕微鏡や患者の頭位等のセッティングが重要である．一度慣れればそれほど難しい手術ではない．隅角鏡の種類を含め，隅角手術をスムーズに行うための要点や上達するコツについて述べる．

はじめに

Ab interno-緑内障手術は，要するに眼内から(ab-interno)行う緑内障手術であり，隅角への手術，すなわち隅角手術とも言い換えることができる．近年全国的に広まった低侵襲緑内障手術（minimally invasive glaucoma surgery：MIGS）の礎となるものである．大きく分けて，線維柱帯への手術系か隅角癒着解離術に分かれる．開放隅角では房水流出抵抗は主に傍シュレム管組織にあるといわれているので，前房とシュレム管内を直接交通させることのできる切開術系は理にかなっている術式である．隅角癒着解離術は文字通り，閉塞隅角緑内障での隅角癒着を解離するもので，古典的手術ではあるが，隅角手術として必須の術式である．精通すればいずれの手術も10分以内に完遂することができ，日帰り手術でも十分対応可能である．白内障手術のみ施行しているサージャンでも，隅角手術の適応を適切に判断し手術前後に対応できる術者であれば，是非トライしていただきたい手術である．島根大学の谷戸正樹教授はマイクロフックをリリースするにあたり，あえて特許はとらずハードルを下げることで，誰でもできる手術にして世に広めたいとおっしゃった．今後の高齢化社会を見据え，すべての緑内障手術を緑内障専門医が行うには手が回らないであろうから，緑内障専門医でなくても適応ある患者に適切に隅角手術を施行できることが日本全体の緑内障患者に福音をもたらすとのお考えであろう．詳細な術式は他稿で解説いただけるので，本稿では総論的に，隅角手術を行う際に必要な手術用隅角鏡の種類やセッティング，手術中のポイントにつき述べる．

手術用隅角鏡の種類

直接型と反射鏡内蔵型がある．反射鏡内蔵型の代表であるモリゴニオトミーレンズと直接型隅角鏡（スワンヤコブ，ヒル）を図1に示すが，見てのとおり，反射鏡内蔵型は直接型に比べ大ぶりであり，瞼裂の狭い眼では使いづらい．直接型は，倍

---

* Akiyasu KANAMORI，〒673-0891　明石市大明石町 1-6-1 パピオンあかし 3F　かなもり眼科クリニック，院長／〒650-0017　神戸市中央区楠町 7-5-2　神戸大学医学部附属病院眼科，非常勤講師

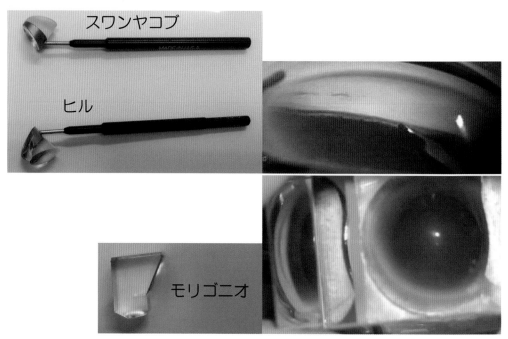

図 1. 隅角鏡の種類と隅角の見え方
a：直接型
b：反射鏡内蔵型

$\dfrac{a}{b}$

率が高いので詳細な観察に優れるが，後に述べる頭位変換や顕微鏡鏡筒の傾けが必要となる．また，術者が座る位置は見たい部分の反対側となるので，広範囲の手術では座り直していく必要がある．反射鏡内蔵型は隅角鏡を回転させることですべての角度で観察することができ，顕微鏡鏡筒の傾けや頭位変換は不要な半面，解像度や立体感が落ちる．隅角手術では，基本的には直接型を用いるのが良い．Suture-トラベクロトミーではシュレム管内に糸を挿入していくが，高頻度に途中で止まってしまうので，その糸の先の位置を確かめるのに反射鏡内蔵型は便利である．

図 2 に直接型の代表である，スワンヤコブとヒルを示す．いずれもオートクレーブ可である．スワンヤコブはヒルに比べ，やや小ぶりで角膜の上を滑らしながらの使い方に優れる．ヒルはつばの部分が大きく，操作性にやや劣る．眼球をしっかり固定するには良いが，その分，少しの圧で角膜にひずみがでて視認性が落ち，前房安定性に劣ることがある．オープンアクセス型が発売され，開口部が広くなった分，器具のアプローチが行いやすくなった．新しく購入する場合はオープンアク

セス型をお勧めする．ヒルは右手用，左手用があり，角度によっては使い分ける必要があるが，スワンヤコブは両手のどちらでも使える．筆者はスワンヤコブのほうを気に入っており，スワンヤコブで不自由を感じたことはない．

図 3 に反射鏡内蔵型を示す．普及しているのはモリゴニオである．他の隅角鏡とは異なり，柄の部分がないので，直接，鏡を手で動かすので直感的な操作はしやすい．Upright 1.3x やアーメド氏 DVX はかなり大きいため日本人の目では扱いづらいと思われるので，反射鏡内蔵型はモリゴニオをお勧めする．また，器具を出し入れするスペース（図 3：赤矢印）もモリゴニオが他の 2 者より広く，眼内操作に適している．しかし，ガス滅菌が必要であり，オートクレーブによる滅菌ができないので，高速滅菌は対応できず，複数の隅角手術があるときは複数個必要となる．いずれの隅角鏡も直接型とは違い，角膜上で傾けると見づらくなるので垂直に載せるのが基本である．

以下，述べるのは直接型隅角鏡を用いての場合である．反射型内蔵型隅角鏡使用時は頭位変換等の必要はない．

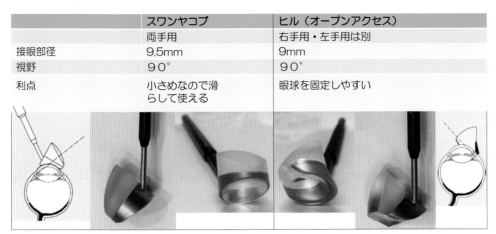

	スワンヤコブ	ヒル（オープンアクセス）
	両手用	右手用・左手用は別
接眼部径	9.5mm	9mm
視野	90°	90°
利点	小さめなので滑らして使える	眼球を固定しやすい

図 2. 直接型隅角鏡のスワンヤコブとヒルの違い

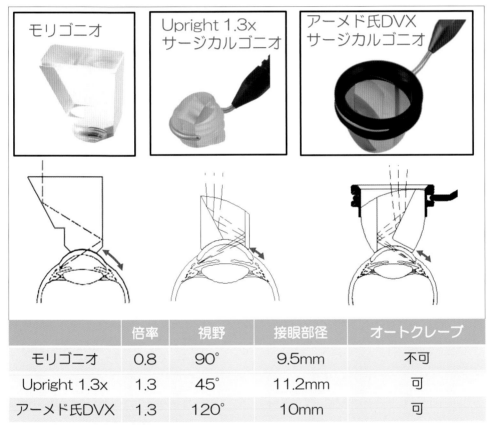

	倍率	視野	接眼部径	オートクレーブ
モリゴニオ	0.8	90°	9.5mm	不可
Upright 1.3x	1.3	45°	11.2mm	可
アーメド氏DVX	1.3	120°	10mm	可

図 3. 反射鏡内蔵型隅角鏡の種類

手術のセッティング

基本的に，直接型隅角鏡を用いての手術セッティングのポイントにつき述べる．

1．手術用ベッド

頭位変換を行うので，頭位台が体の台から独立した眼科手術用ベッドのほうが楽である．全身麻酔時は仕方がないが，外科用ベッドでは頭位変換，特に顎の上げ下げがやりにくく，他にも術者の足を置くスペースが狭かったり，顕微鏡の位置を動かしづらいときがある．

2．顕微鏡の位置

患者の耳側，鼻側への移動が多いので，顕微鏡の位置も大切である．手術前に顕微鏡のアームを

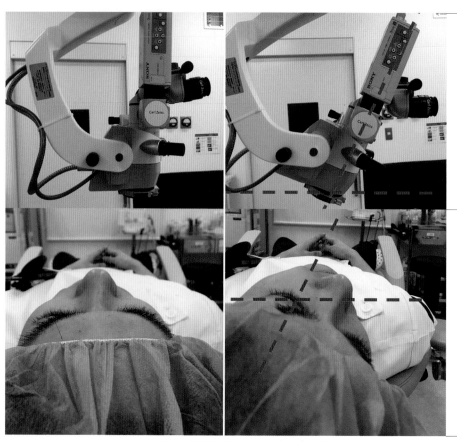

鏡筒を20〜30°
ほど傾ける

顔も20〜30°
ほど傾ける

図 4. 顕微鏡鏡筒と患者の水平頭位のセッティング a｜b
a：通常の手術時
b：隅角手術時

動かし，リハーサルをしておくべきである．手術中に顕微鏡のキャスターごと動かすのは顕微鏡や患者用手術台，モニターのコード等があり，結構面倒なものである．天井吊り下げ式顕微鏡であれば顕微鏡足脚はないので回転しやすいが，回転できる範囲が限られており，すべての角度に対応しようとすると患者用ベッドの角度を前もって検討する必要がある．顕微鏡の回転範囲が狭く，適切なポジションに移動できない場合，サイドポートの位置によっては利き手ではないほうで眼内器具を操作しないといけない場面が出てくる．

手術中のポイント

1．患者の頭位（図 4，5）

耳側の隅角を操作するときは患者の頭位を耳側に，鼻側の隅角を操作するときは頭位を鼻側に傾ける必要がある．下側を操作する場合はあごを引

いてもらう，上側はあごを上げてもらうと視認性が上がるので，簡単なことで視認性はがらっと変わることを認識しておく．左右の頭位傾斜は必ず行うが，上下もかなり有効である．

2．顕微鏡鏡筒（図 4）

角度を作るため，顕微鏡鏡筒をあおる．白内障手術を併施する場合，隅角手術操作を終えたのち，角度をつけた鏡筒を元に戻すことを忘れてはならない．好みにもよるが，鏡筒をあおった場合，接眼レンズを見上げる感じになるので接眼レンズも適切な角度に変えたほうが良い．

3．眼球の向き

患者には基本的にはまっすぐ見てもらうようにする．角度的に隅角が見づらいときは患者にその方向へ向いてもらうのも可である．しかし，患者が望みどおりにうまく向けない場合や，テノン嚢下麻酔がよく効いているときも眼球は傾けづらく

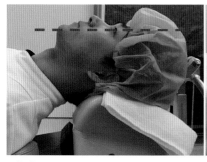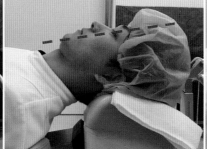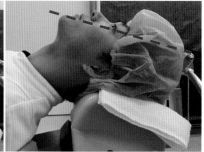

a | b | c

図 5. 患者頭位の上下の違い
a：通常の手術時. 基本は水平
b：下方の操作時. あごを引いもらう.
c：上方の操作時. あごを上げてもらう.

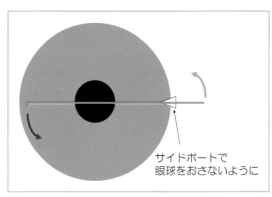

サイドポートで
眼球をおさないように

図 6. 眼内器具操作の基本

なる. その場合は, 白内障手術時の CCC では眼球が傾かないよう, サイドポートに負荷がかからないようにする(図6), その逆の方法を用いる. 例えば, マイクロフックロトミーの場合は, マイクロフックの柄の部分をサイドポート(図6：白三角)で押しあてて支点とし, てこの原理のようにして眼球を傾ける方法がある(図7). イメージとしてはわざと上下方向に眼球を動かして眼球を傾け(図7：黒矢印), 同時に横方向に線維柱帯を切開する(図7：赤矢印). 少し技術が必要であるが, 慣れれば鏡筒や頭位を大きく傾けなくてすむ.

最も隅角の視認性が良いのは上記の 1. (頭位) + 2. (鏡筒) + 3. (眼球の向き)の角度がおおよそ 50~60° のときである. 隅角手術に不慣れな場合は, 1. + 2. のみで隅角をまずよく見えることを目指す. 患者がつらくない頭位角度は 30° 程度と思われ, 足りない分は鏡筒角度で補う. 図8-a はちょうど角度が合っている状態, 図8-b は角度が足りない状態である. 角度が足りない場合は, 強

膜岬が観察できず, 線維柱帯が狭く見える. 器具操作を行う前に, 図8-a の状態で隅角をよく観察する必要がある.

器具操作時は, 基本的には器具でサイドポートにあたって眼球が動かないようにする(図6). 例えばマイクロフックを左方向に動かすとき, そのままフックを左に動かすと, 当然サイドポート(図6：白三角)にあたり眼球そのものが左に動いてしまう. サイドポートが弧の中心になるように心がける. フックの先を左方向に動かしたいとき(図6：赤矢印)はフックの柄の根元部分を右にふり(図6：緑矢印), こういった動作を無意識にできるようになるとスムーズな手術が可能である.

4. 直接型隅角鏡の使い方

右利きの術者は基本的には左手で隅角鏡を用いる. イメージとしてはそっと角膜上に載せる感じである. 慣れない術者は隅角をよく見ようとして隅角鏡を押し込んで角膜がひずみ, 見づらくなることがよくある(図8-c). 同時に, 粘弾性物質が

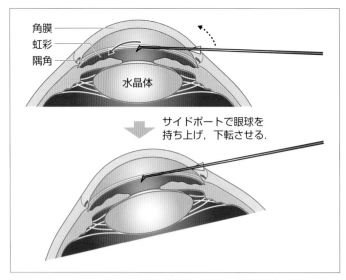

図 7. 器具による，眼球の向きの変更方法

角膜
虹彩
隅角

水晶体

サイドポートで眼球を
持ち上げ，下転させる.

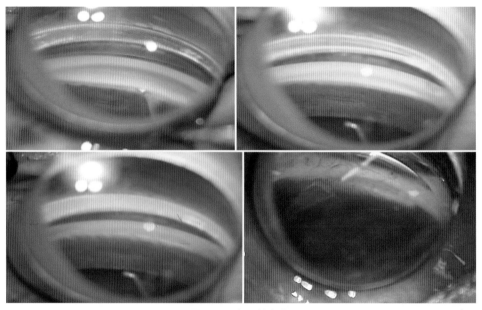

図 8. 隅角の見え方

a：隅角に焦点が合っているとき
b：角度が足りないとき
c：隅角鏡を押し込みすぎているとき
d：前房出血でみえない.

a	b
c	d

前房から抜け，線維柱帯を切開した後だと前房出血が出現し，視認性が落ちる（図8-d）．その際，前房出血をよけるために粘弾性物質を追加するが，あまり圧を上げすぎると角膜浮腫を生じ，さらに視認性が落ちる．そうなると時間もかかり，決して低侵襲手術とはいえない状態になることもある．

基本的には隅角操作部が隅角鏡の真ん中で見えるようにするのが適切である．しかし，例えばフックロトミーのように切開範囲が広い場合は，隅角鏡を都度，載せ直すのではなく，器具操作と同時に隅角鏡をすべらすように動かすのも可である．隅角鏡と角膜の間に粘弾性物質をおいてすべりを良くする方法があるが，出血が混じると取り

除くのが結構面倒なので，筆者は粘弾性物質を使わず，シンプルに BSS 等の水のみとしている．

5．出血の予防

術中出血は眼外も眼内もできるだけ避ける．眼外は軽度の出血でも隅角鏡の下に出血が溜まり視認性低下につながる．テノン嚢下麻酔時，結膜切開するが，そこからも出血がありえるので，出血しにくそうなところを切開する．また，サイドポートを作成時も角膜輪部の血管から出血するので，やや角膜寄りにサイドポートを作成する．線維柱帯切開を行う隅角手術では，前房出血は必発であり，粘弾性物質で十分に眼内圧を保たないとその出血量が多くなるので，粘弾性物質はけちらないことが大切である．

6．術者の位置

基本的には隅角操作部の反対側に座る．右利きの術者はサイドポートよりやや左側に座ったほうが操作はしやすい．筆者はマイクロフックトラベクロトミーを行うときはおおよそ 2 時から下方にかけて 10 時まで，約 240° 程度線維柱帯切開するため，2 時と 10 時方向に座って施行している．顕微鏡のフットスイッチを真上の位置から 30° ほどずらして行う．外回りの介助者がいない場合は，自分でフットスイッチの位置を動かせる範囲の程度である．

上側を操作したいときは，耳下側に座り，患者のあごを上げて手術を行う．鼻上側の隅角は十分操作できる．例えば右眼の上側操作のときに患者の左側に座ると，患者の鼻が邪魔となり手術しづらい．右眼の耳上側(10～12 時くらい)へのアプローチは難しいと考えるべきで，見えづらい場合は制御糸としての針付き 4-0 シルク等で上下直筋を牽引し，眼球を回旋させて行う方法もある．古典的ではあるが，眼振があったり，目がよく動く患者では眼球固定のために有効な方法である．

さいごに

隅角が適切に観察できれば隅角手術は決して難しいものではない．言い換えれば，眼内での器具操作よりも隅角の視認性が最も大事なポイントである．視認性が悪い状態で隅角手術を行おうとしても余計に時間がかかるだけである．隅角手術に慣れないうちは手術時間の大半は隅角の視認性向上のためのセッティングの時間である．可能であれば，普段から白内障手術時に隅角観察の練習をしておくのも良い．慣れてくればおおよその感覚で患者の頭位や鏡筒角度を最初から合わせることができるようになる．見えない，というストレスのために隅角手術を嫌いにならないでいただきたい．

Monthly Book OCULISTA
創刊 5 周年記念書籍

すぐに役立つ
眼科日常診療のポイント
―私はこうしている―

■編集　大橋裕一(愛媛大学学長)／村上　晶(順天堂大学眼科教授)／高橋　浩(日本医科大学眼科教授)

日常診療ですぐに使える！
診療の際にぜひそばに置いておきたい一書です！

眼科疾患の治療に留まらず、基本の検査機器の使い方から
よくある疾患、手こずる疾患などを豊富な図写真とともに
詳述！患者さんへのインフォームドコンセントの具体例を
多数掲載！
若手の先生はもちろん、熟練の先生も眼科医としての知識
をアップデートできる一書！ぜひお手に取りください！

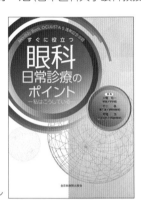

2018 年 10 月発売　オールカラー　B5 判
300 頁　定価10,450 円(本体 9,500 円＋税)
※Monthly Book OCULISTA の定期購読には含まれておりません

Contents

 全日本病院出版会　〒113-0033 東京都文京区本郷 3-16-4　Tel:03-5689-5989
www.zenniti.com　Fax:03-5689-8030

MB OCULI. No. 94：9－18, 2021

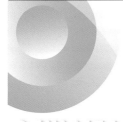

特集／達人に学ぶ！最新緑内障手術のコツ

iStent 手術のコツと
トラブルシューティング

新田耕治*

Key Words： 低侵襲緑内障手術(minimally invasive glaucoma surgery)，白内障＋iStent 同時手術(iStent with phacoemulsification)，iStent 術後成績(efficacy of trabecular micro-bypass stent)，iStent 合併症(complications of trabecular micro-bypass stent)

Abstract： これまでの緑内障の手術は，眼圧が下降して術者にとって喜ばしい結果になっても，患者にとっては視機能が向上するわけではないので，手術施行後のリスクも十分に説明したうえで施行し，施行後も種々の術後合併症に適切なタイミングに適切な処置を必要とすることが多い．しかも手術の効果は永久に持続するわけではないので，再手術を患者に説得し，患者との信頼関係が損なわれることもある．しかし，iStent＋白内障同時手術では，水晶体再建により視機能の向上も期待でき，しかも眼圧が下がりそれまでの緑内障点眼も減らすことができる可能性があり患者に喜ばれることが多い手術である．手術施行に際してはガイドラインを遵守し，適切に症例を選べば合併症の少ない有益な緑内障手術である．iStent 手術のコツとトラブルシューティングを紹介するので参考にして安全な手術を心がけていただきたい．

今，なぜ MIGS ？

今，なぜ低侵襲緑内障手術(minimally invasive glaucoma surgery：MIGS)が注目されているのだろう？　既存の緑内障治療は，主に薬物治療・観血的治療があるが，それぞれに一長一短があり，薬物点眼治療の場合，高齢化社会であり医師が処方した点眼をどれだけ忠実に点眼しているかというアドヒアランスの問題，長期にわたる点眼による角膜や結膜の障害，多種の点眼をしているために生じる医療費の高騰等の問題点がある．トラベクロトミーは前房出血にて術後視力の回復が遅い，目標眼圧を設定できないこと，またトラベクレクトミーでは術後合併症が高頻度で，特に濾過胞感染症の危惧がある等，これらの治療にはリスクとベネフィットのバランスが課題であった．

このような状況のなかで MIGS の第 1 弾として 2016 年 12 月から本邦でも iStent® トラベキュラーマイクロバイパスステントシステム(以下，iStent)(Glaukos 社)が保険適応で使用可能となった．iStent が 2 個挿入できる iStent inject W が 2019 年 10 月 31 日に日本で認可された．

1．iStent の歴史

2004 年 8 月にヨーロッパで iStent GTS100 が承認された．あらかじめ iStent が 2 個充填された GTS400 も 2006 年より使用できるようになった．2012 年 6 月に米国 FDA で iStent GTS100 が承認．その他カナダ，オーストラリア，ニュージーランド，シンガポール，香港，韓国，台湾，南アフリカが販売している．

iStent 挿入本数に関してメタ解析[1]にて iStent 1 本挿入で術前より 22％の眼圧下降，点眼数-1.2 剤．2 本で術前より 30％の眼圧下降，点眼数-1.45 剤と，iStent 2 本挿入のほうが優れるが，十分な

* Koji NITTA，〒918-8503　福井市和田中町舟橋 7-1　福井県済生会病院眼科，部長

コンセンサスが得られていないこと，医療費増大等が考慮され，日本ではiStent 1本使用のみが2016年3月25日に正式に認可され，2016年12月1日に保険点数が収載され，2018年4月からは水晶体再建術併用眼内ドレーン術（27,990点で不変）となった．海外では水晶体再建術との同時手術のみならず，iStent単独手術も行われているが[2]，日本では水晶体再建術との同時手術にのみiStentの使用が認められている．iStentが2個挿入できるiStent inject Wが2019年10月31日に日本で認可された．iStent inject Wは，海外で発売されていたiStent injectのステントのフランジの部分を拡大しシュレム管内への埋没を予防できる仕様に改良されたものである．現在，保険収載を待っている状態で2020年9月から使用可能となった．

2．iStentの位置づけ

海外での適応と同様に，初期中期の開放隅角緑内障患者で白内障を合併している症例に対して，水晶体再建術を行う際に，水晶体再建術のみよりも眼圧を下げる効果を期待して，iStentやiStent inject Wを施行するという位置づけになると考えられる．iStentのほうがデュアルブレードを用いた流出路再建術よりも前房出血の合併症が少ないという報告[3]があり，術後の前房出血を避けたい症例ではiStentが選択肢になりうる．

iStentを挿入することによる房水動態の変化について，Huangらは，インドシアニングリーンとフルオレセインを用いて房水流出路の造影を行い，iStent inject施行前後での造影効果を比較し，①術前造影されなかった領域に術後造影効果が認められ，房水流出路が開通したことが確認できる，②既存の房水流出路の流速，流量が術後に増加する，③術前後とも造影効果なし，の3パターンがあり，術前に房水流出路が造影されなくてもiStentを挿入することにより房水流出路が開通する場合もあると報告した[4][5]．

iStent手術の適応基準

2016年にiStentを日本で使用するに際して，「白内障手術併用眼内ドレーン使用要件等基準（第1版）」にて対象患者の選択基準や実施医基準等を制定した[6]．その後，多数のiStentを日本でも実際に使用されるようになり，iStent inject Wが使用できることを機に対象患者の選択基準等を改訂した「白内障手術併用眼内ドレーン使用要件等基準（第2版）」が制定された[7]．その内容は下記のとおりである．

1．対象患者

緑内障点眼薬で治療を行っている白内障を合併した初期中期の開放隅角緑内障で20歳以上の成人患者．

2．選択基準（下記条件をすべて満たしている"眼"に適応）

『白内障手術併用眼内ドレーン使用要件等基準（第2版）』は日本眼科学会の白内障手術併用眼内ドレーン会議（委員長：稲谷　大）にて制定[7]

a）初期中期の原発開放隅角緑内障（広義）または落屑緑内障で白内障を合併している．

b）レーザー治療を除く内眼手術の既往歴がない．

c）隅角鏡で観察し，Shaffer分類Ⅲ度以上の開放隅角で，周辺虹彩前癒着を認めない．

d）緑内障点眼薬を1成分以上点眼している．

e）緑内障点眼薬を併用して眼圧が25 mmHg未満．

3．除外基準

a）水晶体振盪またはZinn小帯断裂を合併している．水晶体再建術で後嚢が破損する可能性が高いと考えられる．

b）認知症等により，術後の隅角鏡検査の協力を得るのが困難な症例．

c）小児（治験のエビデンスが存在しないことや水晶体再建術との同時手術を選択しないため）．

d）角膜内皮細胞密度が1,500個/mm²未満の症例（海外の治験では角膜内皮細胞への影響が検証されていないため）

表 1. iStent と iStent inject W の規格比較

表 1. iStent と iStent inject W の規格比較

特　徴	iStent	iStent inject W
ステントサイズ	長さ 1.00 mm　高さ 0.33 mm	長さ 0.36 mm　幅 0.36 mm
ステントデザイン	シュノーケル，3 つの保持アーチ，自己穿孔式の先端 右眼用と左眼用の 2 種類	フランジの中央部の穴，線維柱帯に埋設される胴体，4 穴を有するヘッド 右眼用と左眼用は同じデザイン
インサーター	1 本のステントが把持されているインサーター	2 本のステントが把持されている極小インサーター
インプラント手技	先端から横にスライド	直接刺入

4．経過観察

術後に視力検査，眼圧測定，角膜内皮細胞数検査，隅角鏡によるステントの位置確認を行うこと.

5．実施医基準

水晶体再建術を 100 件以上経験し，かつ，観血的緑内障手術を10件以上経験のある医師で，白内障手術併用眼内ドレーンの講習会を受講した医師.

「白内障手術併用眼内ドレーン使用要件等基準（第 1 版）」[6]からの変更点をまとめると，初期中期の原発開放隅角緑内障（広義）または落屑緑内障として，具体的な視野障害の程度についての言及は避けたこと，正常眼圧緑内障での眼圧基準や薬剤基準を撤廃し，原発開放隅角緑内障（広義）に正常眼圧緑内障を含め眼圧基準や薬剤基準を統一したこと，片眼ごとに適応基準を満たす場合に iStent を使用できるとして，片眼が基準を満たしても反対眼が基準を満たさない場合には反対眼は使用要件を満たさないこととした．以上 3 点が大きな変更点であるので周知いただきたい.

iStent および iStent inject W の特徴

日本で従来から使用可能だった iStent は，長さ 1 mm の非磁性体であるチタン合金であり，表面はブタ腸粘膜に由来するヘパリンでコーティング されている．先端からシュレム管内を横にスライドして挿入するステントで 3 つの保持アーチによってシュレム管内で固定されるようになっている.

一方，インサーターに 2 個の iStent が挿入されている iStent inject が海外で発売中であるが，ワイドフランジに改良された iStent inject W が日本でも発売された．iStent inject（フランジの直径 230 μm）は線維柱帯に直接刺入するのでフランジが奥に挿入されるとシュレム管内にステントが埋没する危険性があった．iStent inject W はフランジの直径は 360 μm と iStent inject と比較して約 2.5 倍の大きさになったので埋没する危険性はほとんどないと思われる．また，インサーターに iStent inject W 2 個が挿入されているので 2 clock 間隔をあけてより多くの集合管へのアクセスをもたらすことができるように工夫して使用することが求められる（表 1）.

iStent の挿入方法

①iStent を挿入する前に白内障手術を行う． iStent は鼻側の線維柱帯に挿入することが推奨されているので，水晶体再建術は耳側角膜切開法で行うと良い.

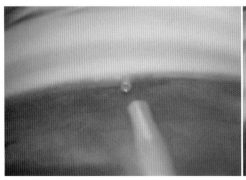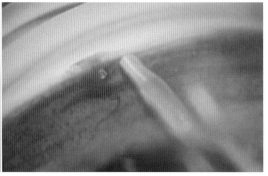

図 1. iStent 挿入画像 　　　　　　　　　 a│b

a：シュレム管内に iStent が挿入されている.

b：iStent 挿入直後はシュレム管からの血液の逆流のためにシュノーケル部が
　 確認しにくくなることがある.

②挿入する iStent モデル（右眼用または左眼用）を選ぶ. 筆者は, backhand の方向で挿入を試みると関節の可動域に制限を受けるためにシュレム管内へスムーズに挿入できない可能性があるので, 右眼も左眼のときも全例左眼用の iStent を使用して右手で挿入している.

③前房に粘弾性物質を追加し, 特に隅角部を深化させる. 患者の頭部を術者と反対方向に 35°傾ける. 手術用顕微鏡を術者側に 35°傾け, 顕微鏡の倍率は 10〜12 倍に倍率を上げる. 角膜に分散型粘弾性物質を塗布し, 隅角鏡を角膜上に載せる.

④眼の鼻側に載せた隅角鏡を通して線維柱帯を視覚的に観察する. しばしばシュレム管内に逆流した血液を観察できる. その部位を目指して iStent を挿入する.

⑤角膜切開部を通して, iStent が装着されたインサーターを前房内に挿入する. 次に, 前房を横断してインサーターを誘導し, iStent の先端を線維柱帯内に挿入する. iStent がトレパンのように働いて線維柱帯を切開し, iStent の残りの部分をシュレム管内に挿入する（図 1-a）. 挿入後はしばしばシュレム管から血液の逆流を認める（図 1-b）. 線維柱帯色素帯の上方 1/3 を目安に刺入すると挿入しやすい. 右眼では右眼用の iStent を, 左眼では左眼用の iStent をそれぞれ下方に向けて挿入する. しかし, 鼻側であれば集合管が集まっているので, 上方に向かって挿入しても効果は同様であると考えられるので, 筆者は右眼の場合に左眼用の iStent を右手で上方へ向けて挿入し, 左眼のときは左眼用の iStent を右手で下方へ向けて挿入している. iStent が所定の位置にしっかり固定されたら, インサーターのハンドルのリリースボタンを押して iStent をインサーターからはずす. その後, インサーターを眼内から取り出す. 手技を終了する前に必ず隅角鏡で iStent の留置位置を視覚的に観察し, シュノーケルを上下にたたき iStent が固定されていることを確認する.

⑥粘弾性物質を除去する. その際に I/A の吸引圧を少々下げて iStent が移動しないように留意すべきである. 角膜切開部を確実に自己閉鎖し手術を終える.

iStent を挿入する際のコツと
トラブルシューティング

ヒルオープンアクセスサージカルゴニオプリズムは術野がワイドで, 患者の頭を術者から離れるように約 35°傾け, 手術顕微鏡は術者のほうに約 35°倒れるように傾けて鼻側の隅角が観察しやすい姿勢にして, 容易に隅角の操作が行えるようにすれば, 拡大した際にも隅角が鮮明に観察できるので iStent 挿入が容易である. 白内障手術の際の角膜切開創から出現した出血を除去していないと隅角鏡を装着した際に視認性が低下する（図 2）.

iStent をシュレム管に挿入する際に粘弾性物質を十分に注入しておかないと隅角鏡の重さで角膜に雛襞が生じて隅角の観察が困難になる場合があ

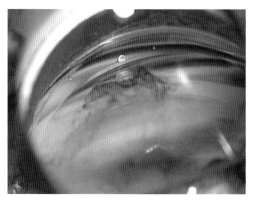

図 2.
角膜上の出血のため隅角鏡を設置した際に
隅角部の視認性が低下している.

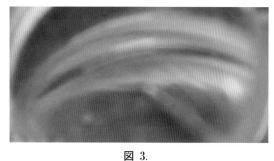

図 3.
粘弾性物質注入が不十分のために眼球が虚脱し
眼内の視認性が低下している.

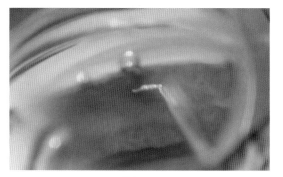

図 4.
水晶体再建術中に前房内の残留した bubble のた
めに隅角部の視認性が低下することがある.

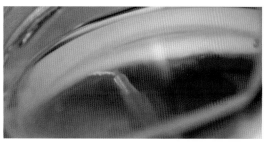

図 5. シュレム管を誤認
シュレム管の位置ではなく, Schwalbe's line で
iStent を挿入しようとし先端が先へ進まない.

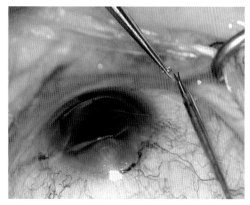

図 6. iStent を眼外で再セット
iStent がインサーターから分離せず虹彩根
部に残留したためにインサーターで再捕獲
し眼外で再セットしている.

る(図3). 白内障手術中に残留した air bubble を
完全に除去しておかないと眼内で iStent 操作中に
視認性が低下する(図4). 線維柱帯に色素が多数
付着していたり, シュレム管内に逆流した血液の
ために充血するのを観察でき, そのような部位を
目指して iStent を挿入する. 慣れないと Schwal-
be's line 等, 正しくない位置で iStent を挿入しよ
うとしてしまうことがあるので隅角の解剖を十分
に理解して手術に臨むべきである(図5).

iStent を 1 回目のトライでうまくシュレム管に
挿入できたのは 62%, 2 回目が 32%, 3 回目が 6%
と報告されており[8], iStent 挿入を試みたがうまく
シュレム管に挿入できなかった場合には, イン
サーターで再捕獲していったん眼外へ取り出し
て, インジェクターにセットし直し再度挿入を試
みると良い(図6). また, iStent を挿入して, 後日
位置の修正や脱落によって iStent を捕獲する場合

には, 専用のインサーター(MST 社製 Ahmed
iStent 鉗子 25 G)を使用すると便利である(図7).
ちなみに iStent 本体の 1/3 がシュレム管外にある
等の位置異常を 6 例(18%)で認めたが, 術後 12 か
月の経過観察中にそのことで有害事象につながっ

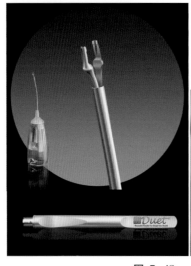
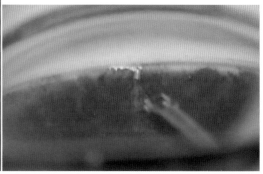

図 7. iStent を抜去し別部位に再挿入 a | b
iStent に虹彩が嵌頓したために MST 社製 25 G Ahmed iStent 鉗子(a)で
iStent を抜去し別部位に再挿入した(b).

た症例はなかったと報告されている．また，同報告では，経過観察中に 6 例(18％)で iStent が線維柱帯外に脱出し，虹彩根部に移動していたが，白内障単独手術以上に炎症が惹起されたり，角膜内皮細胞減少をもたらすことはなかったと報告している[8]．シュレム管断面の冠状直径は正常眼と比較して POAG 眼では有意に狭く，POAG 眼では，シュレム管断面径が狭くなるにつれて眼圧が有意に高いと報告されており[9]，iStent を挿入する際には考慮すべきことと思われる．

日本人での iStent 手術の成績

単独手術として iStent 2 個を使用した日本人 10 眼の検討が Shiba ら[10]によって報告された．ただし，現段階の日本でのガイドラインでは 1 眼に iStent 1 個のみの挿入が認められており，この報告は，iStent が日本で正式に認可される前に使用された臨床成績である．術前の平均眼圧 22.0±3.0 mmHg が術後 6 か月で平均 16.9±3.6 mmHg に有意に下降し，平均眼圧下降率は 23.2％と報告された．合併症としては，隅角鏡を使用した隅角の観察にて確認できる程度の前房出血を 3 眼，軽度の前房出血を 1 眼，術翌日に一過性に 32 mmHg まで眼圧上昇した症例が 1 眼，周辺虹彩前癒着(peripheral anterior synechia：PAS)が 4 眼，このうち 3 眼は PAS 解除目的にてレーザー隅角形

成術を施行している．また，術後 1 か月後に 2 眼，2 か月後に 1 眼で虹彩によって iStent が閉塞した(計 30％)．この 3 眼はすべて有水晶体眼であった．日本で認可されているのは白内障手術との同時手術のみであるので，より広隅角に iStent を挿入することになるため虹彩による閉塞症例の発生率は低いと考えられる．iStent からの血液の逆流は，術後 1 週間以内にしばしば観察された．低眼圧，前房消失，脈絡膜剝離，眼内炎等の合併症は発症しなかったと報告した．

2016 年 11 月から iStent 手術を当院でも導入し 200 眼以上の症例を経験してきたので，2 年以上経過観察した 53 眼の成績について述べたいと思う．術前に 1.96 剤で 16.5 mmHg から，術後 24 か月に 0.37 剤で 13.6 mmHg に眼圧が 17.6％下降した．正常眼圧緑内障(normal tension glaucoma：NTG)のみの成績でも，術前 2.38 剤で 14.4 mmHg から術後 0.31 剤で 12.8 mmHg に眼圧が 11.1％下降した[11]．30 mmHg 以上の一過性眼圧上昇を 12％，シュノーケルに虹彩嵌頓を 5.5％認め，1 例で術後早期に濾過手術を要した以外に重大な合併症はなく，iStent 手術は，リスクとベネフィットのバランスが良好な手術と考えられる．iStent 挿入時にシュレム管からの血液の逆流があるが，翌日にニボーを形成し視力障害をきたすような前房出血はこれまでに経験していない．

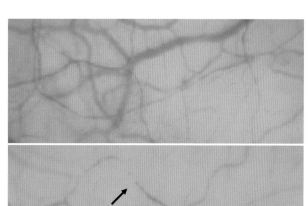

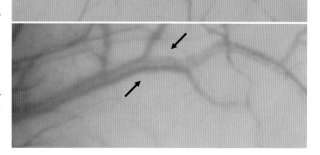

図 8.
上強膜静脈の流れ：Grading score
　a：Grade 0. 赤血球の流れのみで房水との層流を認めない状態である.
　b：Grade 1. 1本の血管に2層の血流が確認できるが，その境界は不明瞭である．上強膜静脈と房水血管の合流点は確認できない状態である.
　c：Grade 2. 明確な層流（赤血球と房水）が確認できる．また，上強膜静脈と房水血管の合流点が明確に確認できる状態である.

iStent のシュノーケル部に虹彩が嵌頓し YAG laser で解除するも再嵌頓し，後日抜去し別部位に再挿入した症例を1例経験した.

iStent 手術で術後点眼フリーとなる症例

　当院では，iStent 手術を機にいったん緑内障点眼をすべて休薬し，その後，2回連続して術前眼圧以上に推移した場合に緑内障点眼を1種から再開している．その結果，濾過手術を要した1眼を除いた52眼のうち，術後24か月の時点で緑内障点眼フリーとなったのは40眼（76.9％）で，2成分以上の点眼を要したのは6眼（11.5％）であった．術後6か月の眼圧は平均12.8 mmHg であったが，術後12か月の眼圧は平均13.2 mmHg, 術後24か月の眼圧は平均13.6 mmHg とやや高くなっているので，長期的には緑内障点眼が再開される症例が増えていく可能性がある．日本人に多い NTG では十分な眼圧下降が得られても緑内障性構造変化は徐々に進行する症例が多く，iStent を挿入した症例でも術後の眼圧が下降していても緑内障性構造変化が進行し，緑内障点眼を再開することになる割合が高まっていくと予想される.

　どのような症例で iStent 手術の効果が期待できるかを検証した論文がある．Bostan らは，上強膜静脈の流れをスコア化して眼圧下降効果との関連を調べた．iStent＋白内障手術を施行した106例151眼を対象とし，iStent を挿入した近傍で角膜輪部から1〜2 mm の上強膜静脈を観察し，上強膜静脈の赤血球の流れとは別に房水の層流を認めた場合に Grade 2，一方，赤血球の流れだけしか確認できない場合を Grade 0とし，両者の中間を Grade 1とスコア化して層流を評価した．術後1年の眼圧は，Grade 0 群 16.1 mmHg, Grade 1 群 14.4 mmHg, Grade 2 群 14.2 mmHg と，明瞭な層流を認める Grade 2 群が iStent による眼圧下降効果が有意に強いことを報告した[12]（図8）.

iStent 手術に対する期待と実際の術後満足度

　日本では，iStent を使用できる患者は，白内障手術による視力障害が強く，緑内障に関しては中期までの症例に限定されているので，白内障手術により視機能の向上が達成されることが多く，緑内障手術のなかでも，患者に喜んでもらえる手術である．術後2年以上経過した症例の眼圧経過を

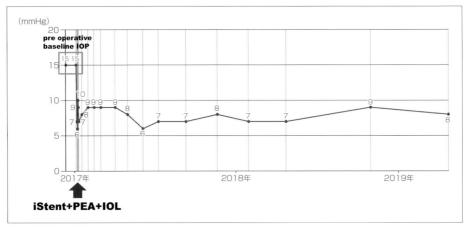

図 9. 症例 1：iStent 手術が著効した症例の眼圧推移
術後は 1 桁の眼圧で推移している.

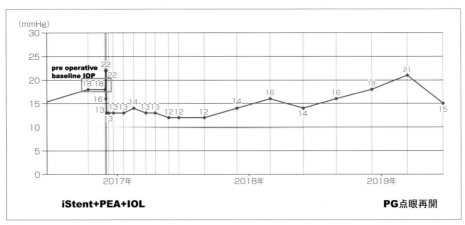

図 10. 症例 2：iStent 手術の効果を認めたが徐々に眼圧が上昇した症例の眼圧推移
術後 1.5 年間は術前以下の眼圧で推移した. しかし, 術後 2 年前後で
徐々に眼圧が上昇していたために PG 点眼を再開した.

示す. 症例 1 では, 術前ベースライン眼圧が 15 mmHg であった NTG に iStent＋超音波水晶体乳化吸引術(phacoemulsification and aspiration：PEA)＋眼内レンズ(intraocular lens：IOL)を施行し, 術後は 1 桁の眼圧で推移している(図 9). 本症例は白内障による視力障害も強い症例であったので, 術後に視力障害が解消し, しかも緑内障点眼も不要になったので非常に満足されている. 症例 2 では, 術前ベースライン眼圧が 18 mmHg であった NTG に iStent＋PEA＋IOL を施行し, 術後 1.5 年間は術前以下の眼圧で推移した. しかし, 術後 2 年前後で徐々に眼圧が上昇していたためにプロスタグランディン(prostaglandin：PG)点眼を再開した(図 10). このように iStent 手術に

より一定の期間は眼圧下降効果を発揮しても長期的には徐々に眼圧が上昇する症例も今後多数経験するようになる可能性がある. また, 全く期待通りに経過しない症例も存在する. 症例 3 は, 3 種点眼で 14〜16 mmHg に経過していた初期の狭義原発開放隅角緑内障＋白内障症例において毎日定期的に点眼することが煩わしいと強く訴えられ, iStent＋PEA＋IOL を施行した. 術後早期に 24 mmHg で術前よりも眼圧が高値であったために PG 点眼を再開した. 1 年後に眼圧が再上昇したので PG/β 遮断薬(β-blocker：β)に変更し, その半年後にも眼圧が再上昇したので炭酸脱水酵素阻害薬(carbonic anhydrase inhibitor：CAI)を追加した. 結局, 術後 1.5 年で術前と同じ 3 種点眼で術前

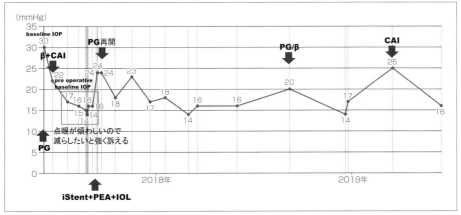

図 11. 症例 3：iStent 挿入が無効であったと推察される症例の眼圧推移
術後早期に 24 mmHg で術前よりも眼圧が高値であったために PG 点眼を
再開した．1 年後に眼圧が再上昇したので PG/β に変更し，その半年後に
再上昇したので CAI を追加した．結局，術後 1.5 年で術前と同じ 3 種点
眼で術前と同レベルの眼圧となった．

と同レベルの眼圧となってしまい，iStent 挿入が
無効であったものと推察される症例である（図11）．

Mansberger らは，OHTS study の経過観察症
例 819 例のうち，白内障手術を施行した群 42 例
63 眼を，コントロール群 743 例 743 眼と比較し，
白内障群は術前 23.9±3.2 mmHg が術後 12 か月
で平均 4.1 mmHg 下降し，術後 36 か月でも眼圧
下降は持続していたと報告した[13]．正常眼圧を対
象とした場合は，竹下ら[14]が，術前 13.8±2.7
mmHg が術後 12 か月で 1.3 mmHg 下降したと報
告している．このように，白内障単独手術でも一
定の眼圧下降が期待されることはすでに広く知ら
れており，上記の筆者の iStent 手術成績から考え
てみれば，白内障手術にさらに iStent を挿入する
ことで，房水流出が促進されて，2.4 mmHg の眼
圧下降プラス薬剤 1.7 剤分の眼圧下降が得られて
いると考えられる．これにより，8 割の症例が緑
内障点眼フリーとなるのであれば，有益な手術方
法と思われる．しかし，緑内障が慢性進行性疾患
であることを考えるのであれば，iStent 手術でも
長期的に眼圧下降効果が減衰する可能性があり，
その長期成績が気になるところである．

我が国でのガイドラインからすれば，白内障に
よる視力障害が強く，緑内障による視力障害があ
まり強くない症例が対象になるはずであるが，白
内障による視力障害と緑内障による視力障害が混
在している症例も対象症例として選択されること
もある．このような症例では，白内障手術による
視力障害は解消しても，緑内障による視力障害が
残存するために，患者は術後に視力障害が改善せ
ずに落胆することがある．そこで，術前に本手術
の期待値をあまり上げないようにムンテラするこ
とを心がけている．

緑内障の手術は，これまでは眼圧が下降し術者
にとって喜ばしい結果になっても視機能が向上す
るわけではないので地味な手術であった．しか
し，iStent＋白内障同時手術では，水晶体再建に
より視機能の向上も期待でき喜ばれることが多い
手術である．ガイドラインを遵守し適切に症例を
選べば合併症の少ない有益な緑内障手術である．

文　献

1) Malvankar-Mehta MS, Iordanous Y, Chen YN, et
al：iStent with Phacoemulsification versus
Phacoemulsification Alone for Patients with
Glaucoma and Cataract：A Meta-Analysis. PLoS
One, **10**：e0131770, 2015.
Summary iStent 挿入本数に関してメタ解析の
結果が報告されている．

2) Katz LJ, Erb C, Carceller Guillamet A, et al：
Long-term titrated IOP control with one, two,
or three trabecular micro-bypass stents in
open-angle glaucoma subjects on topical hypo-

tensive medication：42-month outcomes. Clin Ophthalmol, **12**：255-262, 2018.

3) Dorairaj SK, Kahook MY, Williamson BK, et al：A multicenter retrospective comparison of goniotomy versus trabecular bypass device implantation in glaucoma patients undergoing cataract extraction. Clin Ophthalmol, **12**：791-797, 2018.

4) Huang AS, Saraswathy S, Dastiridou A, et al：Aqueous Angiography-Mediated Guidance of Trabecular Bypass Improves Angiographic Outflow in Human Enucleated Eyes. Invest Ophthalmol Vis Sci, **57**：4558-4565, 2016.

5) Huang AS, Penteado RC, Papoyan V, et al：Aqueous Angiographic Outflow Improvement after Trabecular Microbypass in Glaucoma Patients. Ophthalmol Glaucoma, **2**：11-21, 2019.

6) 稲谷　大，石田恭子，大鹿哲郎ほか：白内障手術併用眼内ドレーン使用要件等基準(第 1 版)．日眼会誌，**120**：494-497，2016.

7) 稲谷　大，石田恭子，大鹿哲郎ほか：白内障手術併用眼内ドレーン使用要件等基準(第 2 版)．日眼会誌，**124**：441-443，2020.

8) Fernández-Barrientos Y, García-Feijoó J, Martínez-de-la-Casa JM, et al：Fluorophotometric study of the effect of the glaukos trabecular microbypass stent on aqueous humor dynamics. Invest Ophthalmol Vis Sci, **51**：3327-3332, 2010.

9) Yan X, Li M, Chen Z, et al：Schlemm's canal and trabecular meshwork in eyes with primary open angle glaucoma：A comparative study using high frequency ultrasound biomicroscopy. PLoS One, **11**(1)：e0145824, 2016.

10) Shiba D, Hosoda S, Yaguchi S, et al：Safety and efficacy of two trabecular micro-bypass stents as the sole procedure in Japanese patients with medically uncontrolled primary open-angle glaucoma：A pilot case series. J Ophthalmol, 9605461, 2017.

11) Nitta K, Yamada Y, Morokado S, et al：iStent trabecular micro-bypass stent implantation with cataract surgery in a Japanese glaucoma population. Clin Ophthalmol, **14**：3381-3391, 2020.
Summary 日本のガイドラインで挿入され，24 か月の術後成績が報告されている．

12) Bostan C, Harasymowycz P：Episcleral venous outflow：A potential outcome marker for iStent surgery. J Glaucoma, **26**：1114-1119, 2017.
Summary iStent 手術の予後を予測する手段として術前の房水静脈から上強膜静脈の層流に注目してして検討結果を報告されている．

13) Mansberger SL, Gordon MO, Jampel H, et al：Ocular hypertension Treatment Study Group. Ophthalmology, **119**：1826-1831, 2012.

14) 竹下恵理，小暮朗子，小暮俊介ほか：白内障および硝子体手術後における眼圧の長期経過．眼科臨床紀要，**12**：97-102，2019.

MB OCULI. No. 94：19−25, 2021

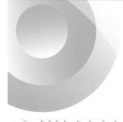

OCULISTA

特集／達人に学ぶ！最新緑内障手術のコツ

カフークデュアルブレード

廣岡一行*

Key Words： カフークデュアルブレード（Kahook dual blade：KDB），線維柱帯切開術（trabeculotomy），周辺虹彩前癒着（peripheral anterior synechia：PAS），前房出血（hyphema），一過性高眼圧（transient intraocular pressure elevation）

Abstract： カフークデュアルブレード（Kahook dual blade：KDB）は，デュアルブレードにより線維柱帯を帯状に切除することができ，2枚刃による切除であるため熱による組織障害を生じない．血管新生緑内障，外傷性緑内障，炎症が原因の続発緑内障に対しては効果が期待できない．術後の眼圧が15 mmHg前後であることから，初期〜中期の緑内障が適応となる．KDBで切除する部位と範囲は，鼻側の線維柱帯を約120°切除する．μフックに比べると大きいことから，虹彩や角膜内皮細胞を損傷しないよう，前房内操作にはより注意が必要である．線維柱帯を帯状に切除するため，術後は周辺虹彩前癒着が生じやすく，ピロカルピン点眼が予防に効果的である．KDBを用いた線維柱帯切除術は，低侵襲であり手術時間も短時間で済むことから，患者にとって非常にメリットのある手術である．

はじめに

カフークデュアルブレード（Kahook dual blade：KDB）は，2016年より我が国でも使用可能となった．平行に設置されているデュアルブレードにより線維柱帯を帯状に切除することができる（図1）．トラベクトームが電気的に焼灼・切除するのに対して，2枚刃による切除であるため熱による組織障害を生じない．また先端の形状が線維柱帯を穿孔し，シュレム管内に進入しやすい形状になっている等の特徴がある．KDBを用いた線維柱帯切開術（TLO）は，μフックトラベクロトミーやスーチャートラベクロトミーと同様，前房からシュレム管の房水流出抵抗を改善する手術である．そのため，術後の眼圧は15 mmHg前後で

線維柱帯切除術に比べると眼圧下降の面では劣るが，濾過胞に関連した合併症がないため比較的安全性の高い手術である．またロトームを使って眼外から行うTLO（TLO ab externo）のようにデスメ膜剥離・デスメ膜下血腫や毛様体解離等の重篤な合併症も生じない．

本稿ではKDBを用いたTLOの手術適応，手術手技，起こりうる主な合併症とその対策，術後成績について解説する．

KDBを用いたTLOの適応

術後の平均眼圧が10台半ば程度であることを考えると[1]〜[3]，初期〜中期の原発開放隅角緑内障や落屑緑内障が適応となる．筆者はステロイド緑内障や原発閉塞隅角緑内障に対しては緑内障の病期に関係なく第一選択としている．また，たとえ残存視野がわずかでも眼圧の高い超高齢者に対しては第一選択として良い手術であると考える．

* Kazuyuki HIROOKA，〒734-8551　広島市南区霞1-2-3　広島大学大学院医歯薬保健学研究院視覚病態学，診療教授

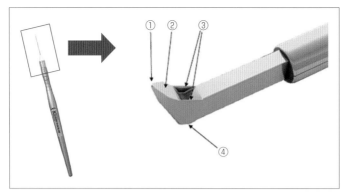

図 1. カフークデュアルブレード
①：先端. 容易に線維柱帯を貫通する.
②：ランプ. 線維柱帯を持ち上げ, 引き伸ばす.
③：デュアルブレード. 線維柱帯を帯状に切除できる.
④：フットプレート. シュレム管外壁への損傷を防止し,
スムーズな動きを容易にする.
(JFL セールスプラン HP より転載)

TLO は白内障との同時手術の相性が良く, 併用して行うことにより, 視力の改善, さらなる眼圧下降, 使用している緑内障点眼薬の減少が可能となり, 患者の quality of life(QOL)の向上が期待できる. 一方, 血管新生緑内障, 外傷性緑内障や角膜の状態が悪い等の理由でシュレム管が確認できないような症例は KDB を用いた TLO の適応外となる. ぶどう膜炎に伴う続発緑内障は, 眼圧上昇の主因が炎症によるものなのか, あるいはぶどう膜炎の治療で用いられているステロイドによるものなのかで, 術後成績が大きく変わってくる. 眼圧上昇が炎症による関与が大きい場合には, 手術による効果は得られにくいが, ステロイドによる関与が大きい場合には, KDB を用いた TLO は良い適応である. 緑内障患者を診察する際には必ず隅角を観察し, 病型をきちんと把握した後, 手術適応(術式選択)を決定することが大切である.

KDB を用いた TLO の手術手技

1. 術前・術後投薬

術前投薬は特に行っておらず, 白内障との同時手術の際にはトロピカミドとフェニレフリンで散瞳する.

術後はレボフロキサシン, ネパフェナク, ベタメタゾンまたはフルオロメトロン, ピロカルピンの4剤を投薬している. ベタメタゾンまたはフルオロメトロンは術後1週間程度で中止し, レボフロキサシンは術後2〜4週間程度で中止している. ピロカルピンは術後1か月, ネパフェナクは術後2か月程度継続している.

筆者は術前に使用していた緑内障点眼薬は, 術後一旦中止にしている. 前房出血等により一時的な眼圧上昇を認めた場合はダイアモックス®の内服を処方し, 手術の効果が不十分なために十分な眼圧下降が得られていない場合には, 緑内障点眼薬を追加処方している. その場合はまず房水産生を抑制する薬剤から処方している.

2. 麻酔

通常は4%リドカインの点眼麻酔のみで手術を行っている. しかし, 稀に点眼麻酔のみでは痛みを訴える患者もいるので, その場合は2%リドカインのテノン囊下麻酔を追加している. テノン囊下麻酔を行う際には, 角膜上への出血により視認性が悪くなることがあるので注意が必要である.

3. シュレム管の確認

サイドポートを作成し, 作成したサイドポートからオビソート®を前房内に注入し縮瞳させた後, 前房内を粘弾性物質(ヒーロン®：エイエムオー・ジャパン)で十分に満たし, 前房を保持する. スリットナイフで耳側角膜切開を行う. その後, 隅角が十分見えるように頭位の傾き(鼻側方向)と手術用顕微鏡の傾きを調節する. 隅角の観

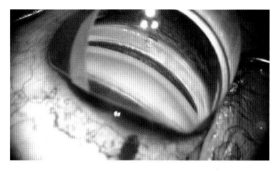

図 2.
術中の隅角所見

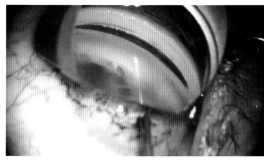
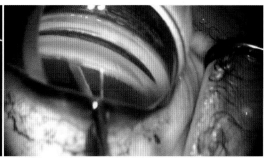

a | b

図 3．KDB による線維柱帯の切除
先端が線維柱帯を貫通し(a)，線維柱帯を帯状に切除している(b)．

察にはヒルサージカルゴニオプリズム(アール
イーメディカル)を用い鼻側のシュレム管を確認す
る(図 2)．

4．線維柱帯の切除

　耳側角膜切開創から KDB を前房内に挿入し，
鼻側の線維柱帯を約120°切除する(図 3)．その際，
ためらいながら少しずつ切除をすると，前房内に
逆流した血液で視認性が悪くなってしまうので，
注意が必要である．

5．手術終了

　粘弾性物質の除去であるが，白内障との同時手
術では I/A(irrigation and aspiration)ハンドピー
スを用いて粘弾性物質を除去するが，KDB を用い
た TLO 単独手術の場合は，サイドポートから27
G 鈍針を入れ，灌流液を注入しながら粘弾性物質
を除去する(図 4)．この方法でも十分に粘弾性物
質は除去でき，粘弾性物質の残存による高眼圧を
経験したことはない．粘弾性物質除去後は前房内
を灌流液で満たす．このとき，できるだけ高眼圧
になるように前房内に灌流液を注入している．高
眼圧にすることにより，房水静脈から血液が逆流
しにくくなり，前房出血は少なくなると考えられる．

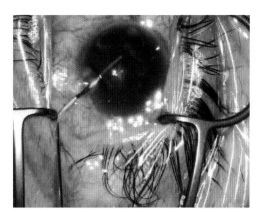

図 4．前房内の粘弾性物質の除去
サイドポートから持続的に灌流液を前房内
に注入することにより，前房内の粘弾性物
質をサイドポートから眼外に排出している．

6．白内障手術との同時手術の場合

　白内障手術と KDB を用いた線維柱帯切除術の
どちらを先にするかであるが，筆者は白内障の手
術をした後，KDB を用いて線維柱帯を切除してい
る．線維柱帯を切除した後，I/A ハンドピースで
粘弾性物質を除去し，オビソート®を前房内に注
入し縮瞳させる．

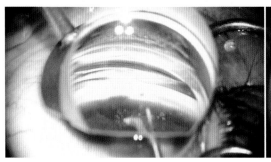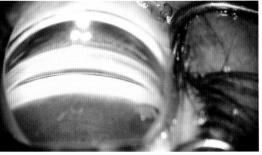

図 5．隅角の出血除去

a│b

出血により線維柱帯が確認できないが(a)，前房洗浄により線維柱帯が
確認できるようになる(b)．

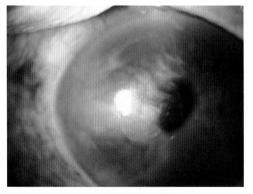

図 6．角膜内皮の損傷

扇状にデスメ膜の皺とその部に一致した角
膜実質の浮腫を認める．

(廣岡一行：術後フォロー：合併症対策と眼
圧管理．IOL & RS, 34(2)：211-215, 2020.
より転載)

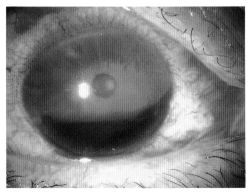

図 7．前房出血

手術翌日の前眼部所見．ニボーを形成する
前房出血を認める．

術中の主な合併症とその対策

1．前房出血

線維柱帯を切除している際に，前房内に逆流し
た血液によりシュレム管の視認性が悪くなること
がある．粘弾性物質を注入することにより，見た
い場所から血液を圧排することで視認性が向上す
る場合がある．それでも出血が残存し，視認性が
悪い場合には，前房洗浄を行い，その後，再度前
房内に粘弾性物質を注入する(図5)．

2．虹彩・角膜内皮の損傷

前房内で器具を操作するため，水晶体や虹彩，
角膜内皮細胞の損傷には十分注意する必要がある
(図6)．KDB は μ フックに比べると大きいので，
前房内操作にはより注意が必要である．

術後の主な合併症とその対策

1．前房出血

線維柱帯とシュレム管内壁がきちんと切開でき
ていれば，術中の逆流性出血はほぼ必発である．
KDB を用いた TLO の術後翌日に，ニボーを形成
する前房出血は 4.5〜17％の症例にみられる(図
7)[3]〜[6]．前房出血のほとんどは数日で自然に吸収
され消退する．しかし，大量の前房出血をきたし
遷延すると高眼圧が持続することがある(図8)．
その場合には前房洗浄が必要になる．ただし，術
後早期に前房洗浄をすると再出血をきたし，何の
ために洗浄したのかわからなくなってしまうた
め，筆者は少なくとも術後5日程度は前房洗浄を
せず，その間の高眼圧はダイアモックス®の内服
でしのぐようにしている．

2．一過性眼圧上昇

KDB を用いた TLO の術後，一過性高眼圧は

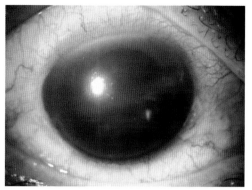

図 8. 大量の前房出血
瞳孔領の半分程度を覆う前房出血を認める.
眼圧は 30 mmHg 前後であったため, 後日前
房洗浄を行った.
（廣岡一行：術後フォロー：合併症対策と眼
圧管理. IOL & RS, 34(2)：211-215, 2020.
より転載）

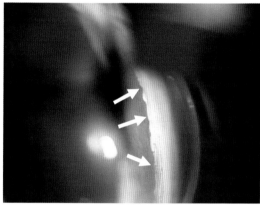
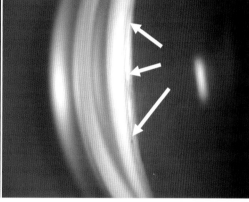

a │ b   **図 9.** 術後 2 か月の隅角所見
　a：術後にピロカルピンを点眼しておらず, 切開部に複数の周辺虹彩前癒着を
　　認める（矢印）.
　b：術後にピロカルピンを点眼しており, 周辺虹彩前癒着を認めない（矢印）.
　（廣岡一行：術後フォロー：合併症対策と眼圧管理. IOL & RS, 34(2)：211-
　215, 2020. より転載）

13.5〜25.8％の症例にみられる[3)〜6)]. ダイアモックス®の内服, あるいは緑内障点眼薬を処方し経過観察を行っていると次第に眼圧が下降してくることが多い.

3. 周辺虹彩前癒着

　KDB では線維柱帯を帯上に切除するため, μフックトラベクロトミーやスーチャートラベクロトミー等に比べて周辺虹彩前癒着（peripheral anterior synechia：PAS）が生じやすいと思われる. PAS の範囲が小さければ眼圧への影響はほとんどないが, 切除した箇所の大部分が PAS に

なってしまうと, 手術効果は減弱してしまう. 筆者は PAS の予防目的で術後 1 か月程度を目安にピロカルピン（1 日 4 回点眼）を処方している（図9）. また白内障との同時手術のときには, 手術終了時にオビソート®を前房内に注入して縮瞳させている.

4. 毛様体脈絡膜剥離

　トラベクトームを用いた TLO の術後 42％, スーチャートラベクロトミーの術後 47.7％に毛様体脈絡膜剥離がみられ, それがみられる期間は眼圧が 10 mmHg 以下の低眼圧になるが, そのほ

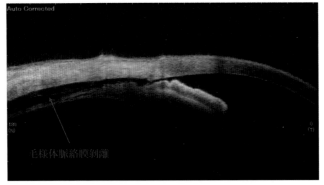

図 10. 毛様体脈絡膜剥離
前眼部光干渉断層計で毛様体脈絡膜剥離（矢印）が確認できる.

ぼすべてが 1 か月以内に消失し眼圧も正常化する[7][8]（図 10）. しかし, 稀ではあるが低眼圧が遷延し, 低眼圧黄斑症が生じる症例もある. KDB を用いた TLO の術後の毛様体脈絡膜剥離に関する報告は現時点ではないが, 起こりうる合併症である.

術後成績

原発開放隅角緑内障に対して KDB を用いた TLO と白内障との同時手術の成績は, 術前眼圧 17.4 mmHg（点眼 2.2 剤）が術後 12 か月で 15.0 mmHg（点眼 1.6 剤）まで下降した[1]. 開放隅角緑内障に対して KDB を用いた TLO と白内障との同時手術の成績を前向きに 12 か月観察したところ, 術前 16.8 mmHg（点眼 1.6 剤）の眼圧が術後 12 か月で 12.4 mmHg（点眼 0.8 剤）まで下降したと報告している[9]. 原発閉塞隅角緑内障に対する KDB を用いた TLO と白内障との同時手術の成績は, 術前眼圧 25.5 mmHg（点眼 2.3 剤）が術後 6 か月で 12.8 mmHg（点眼 0.14 剤）に下降した[10]. また, ぶどう膜炎による続発緑内障に対する手術成績は, 術前眼圧 28.1 mmHg（点眼 3.6 剤）が, 5 か月以上経過観察ができた最終観察時では 17.4 mmHg（点眼 2.1 剤）に下降しており, 良好な成績が報告されている[11]. この研究は 12 例 16 眼の報告であるが, 術前の隅角所見では 15 眼に PAS を認めておらず, また 13 眼がステロイドレスポンダーであることから考えると, 元々の眼圧上昇の原因として炎症による眼圧上昇よりもステロイドによる眼圧上昇の割合のほうが高いのではないかと考えられる.

おわりに

KDB を用いた TLO は TLO ab externo とほぼ同等の手術成績であり, 前房出血や一過性眼圧上昇の術後合併症の頻度も同程度である[3]. 筆者が施行した白内障手術との同時手術での TLO ab externo あるいは KDB を用いた TLO の手術時間はそれぞれ 45.7 分と 18.5 分であった[3]. KDB を用いた TLO は手術時間が短時間ですむことから, 患者負担も軽くなると思われる. 長期成績はまだ不明であるが, 術後 1～2 年での眼圧は 15 mmHg 前後であることから, 緑内障の病型や病期, 術前眼圧や患者の年齢等を勘案するとともに, 本術式の限界を理解したうえで選択することにより, 患者にとって非常にメリットのある手術になると思われる.

文 献

1) Le C, Kazaryan S, Hubbell M, et al：Surgical outcome of phacoemulsification followed by iStent implantation versus goniotomy with the Kahook Dual Blade in patients with mild primary open-angle glaucoma with a minimum of 12-month follow-up. J Glaucoma, **28**：411-414, 2019.

2) ElMallah MK, Seibold LK, Kahook MY, et al, KDB Goniotomy Study Group：12-Month retrospective comparison of Kahook Dual Blade excisional goniotomy with iStent trabecular bypass device implantation in glaucomatous eyes at the time of cataract surgery. Adv Ther, **36**：2515-2527, 2019.

3) 廣岡一行, 合田衣里奈, 木内良明：線維柱帯切開

術 ab externo と Kahook Dual Blade を用いた線維柱帯切開術の術後成績. 日眼会誌, **124**：753-758, 2020.

4）Salinas L, Chaudhary A, Berdahl JP, et al：Goniotomy using Kahook Dual Blade in severe and refractory glaucoma：6-month outcome. J Glaucoma, **27**：849-855, 2018.

5）Lee D, King J, Thomsen S, et al：Comparison of surgical outcomes between excisional goniotomy using the Kahook Dual Blade and iStent trabecular micro-bypass stent in combination with phacoemulsification. Clin Ophthalmol, **13**：2097-2102, 2019.

6）Wakil SM, Birnbaum F, Vu DM, et al：Efficacy and safety of Kahook Dual Blade goniotomy：18-month results. J Cataract Refract Surg, Online ahead of print.

7）Akagi T, Nakano E, Nakanishi H, et al：Transient ciliochoroidal detachment after ab interno trabeculotomy for open-angle glaucoma：a prospective anterior-segment optical coherence tomography study. JAMA Ophthalmol, **134**：304-311, 2016.

8）Sato T, Kawaji T, Hirata A：Transient ciliochoroidal detachment after 360-degree suture trabeculotomy ab interno for open-angle glaucoma：12-month follow-up. Eye, **33**：1081-1089, 2019.

9）Dorairaj SK, Seibold LK, Radcliffe NM, et al：12-month outcomes of goniotomy performed using the Kahook Dual Blade combined with cataract surgery in eyes with medically treated glaucoma. Adv Ther, **35**：1460-1469, 2018.
    Summary　前向き，多施設でのKDBを用いたTLOと白内障同時手術の成績である．

10）Dorairaj S, Tam MD：Kahook Dual Blade excisional goniotomy and goniosynechialysis combined with phacoemulsification for angle-closure glaucoma：6-month results. J Glaucoma, **28**：643-646, 2019.
    Summary　閉塞隅角緑内障に対するKDBを用いたTLOと白内障同時手術の成績である．

11）Miller VJ, Capitena CE, SooHoo JR, et al：Efficacy of goniotomy with Kahook Dual Blade in patients with uveitis-associated ocular hypertension. J Glaucoma, **28**：744-748, 2019.

MB OCULI. No. 94：26 – 32, 2021

特集／達人に学ぶ！最新緑内障手術のコツ

マイクロフックトラベクロトミー

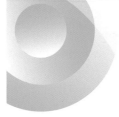

佐野一矢*

Key Words： 低侵襲緑内障手術（minimally invasive glaucoma surgery：MIGS）, ab interno トラベクロトミー（ab interno trabeculotomy）, マイクロフックトラベクロトミー（micro-hook trabeculotomy）, 直接型隅角鏡（direct gonio lens）, ダブルミラー型隅角鏡（double-mirror gonio lens）

Abstract：マイクロフックトラベクロトミーは線維柱帯を直接確認しながらできる眼内アプローチの手技である．従来の線維柱帯切開術と比べ手技が簡便になり多くの施設で行われるようになってきた．使用するフックにはストレートフックとアングルフックがあり，隅角鏡は直接型とダブルミラー型がある．それらを適切に使い，安全で正確な手術を行うことが大切である．

はじめに

近年，低侵襲緑内障手術（minimally invasive glaucoma surgery：MIGS）として大きく注目され，大きな広がりをみせているのが，マイクロフック眼内法トラベクロトミーである．谷戸氏ab interno トラベクロトミーマイクロフック[1]（以下，マイクロフック）には，ストレートフックと2種類のアングルフックがあり，それらを使用して鼻側と耳側の線維柱帯・シュレム管内壁の切開を試みるデバイスである．結膜を切り強膜フラップを作成し，シュレム管を同定する従来の線維柱帯切開術と比べ，手技が簡便なうえ，直接線維柱帯を視認できる正確性から多くの施設で行われるようになっている．Tanito らは，マイクロフックトラベクロトミー単独手術では，術前眼圧 25.9 mmHg が術後6か月で 14.7 mmHg（43％下降）[2]，白内障同時手術で術前眼圧 16.4 mmHg が術後9.5か月で 11.8 mmHg（28％下降）[3]と報告し，その短期的な効果は従来のトラベクロトミー眼外法と同等の

効果がある．また惹起乱視も少ない魅力的な手術である[4]．本稿では，その基本手技とテクニックについて解説する．

適 応

従来のトラベクロトミーに準じて手術適応を決定している．主として原発開放隅角緑内障や落屑緑内障，ステロイド緑内障等が適応となる．また，原発閉塞隅角緑内障で白内障手術と同時に施行することもある．原則的には，角膜混濁がない症例，目標眼圧が低すぎない症例が適応になる．進行した緑内障で，残存視野が術後の一過性眼圧上昇に耐えられないような症例は避けるべきである．抗凝固薬・抗血小板薬内服をしている患者への対応については議論のあるところであるが，抗血小板薬の場合は内科主治医に相談のうえ可能であれば休薬したほうが良い．また，抗凝固薬の内服量が多い場合はヘパリン化を行うこともある．筆者の経験では，基本的には内服継続のままにすることが多いが，術後前房出血でこじれた症例はほとんどない．

---

* Ichiya SANO, 〒693-8501 出雲市塩冶町 89-1 島根大学医学部眼科学講座，助教

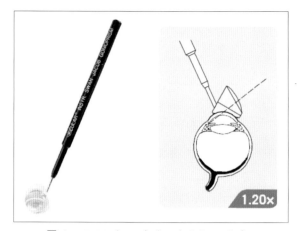

図 1. スワンヤコブ オートクレーバブル
ゴニオプリズム（オキュラー社）
（http://www.re-medical.co.jp/archives/product/
au-700-471 から転載）

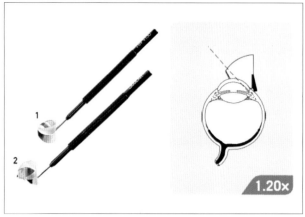

図 2. ヒルサージカルゴニオプリズム
（1：左手用　2：右手用）（オキュラー社）
（http://www.re-medical.co.jp/archives/product/au-
700-465r から転載）

麻　酔

　線維柱帯切開自体は 4% キシロカイン® 点眼麻
酔のみで疼痛を生じないともいわれているが，前
房内操作中に虹彩に触れる等のアクシデントも想
定し，前房麻酔やテノン囊下麻酔をしておくと良
い．筆者はほぼ全例テノン囊下麻酔で行ってい
る．テノン囊下麻酔は 26 G 鋭針を使用し 2 ml 程
度注射している．テノン囊下麻酔を行う場合，結
膜浮腫および出血が生じれば視認性を低下させる
可能性があるため注意が必要である．

隅角鏡の選択

　マイクロフック眼内法トラベクロトミーを行う
にあたり，プリズムによる隅角観察に精通する必
要がある．現在市販されている隅角プリズムに
は，直接型隅角鏡やダブルミラー，両手共用や左
右別々のタイプ，あるいはハンドルを付け替える
タイプ，シングルユースタイプ，ハンドフリータ
イプ，レンズとハンドルの角度が可変するタイプ
といった異なる特徴がある．これらのなかから術
者に合ったレンズを選択する．

手　技

　上記の通り隅角鏡の種類は複数あり，使用する
隅角鏡によって手技はやや異なる．筆者は，直接
型隅角鏡としてスワンヤコブ オートクレーバブ

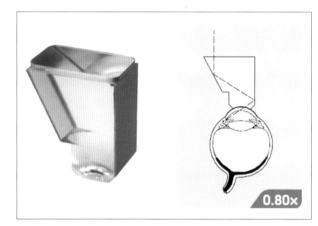

図 3. モリゴニオトミーレンズ（オキュラー社）
（http://www.re-medical.co.jp/archives/product/au-
700-476 から転載）

ル ゴニオプリズム（以下，スワンヤコブゴニオレ
ンズ）（図 1），ヒルサージカルゴニオプリズム（以
下，ヒルゴニオレンズ）（図 2）を，ダブルミラー型
隅角鏡としてモリゴニオトミーレンズ[5]（以下，モ
リゴニオレンズ）（図 3）を使用した手術経験があ
りそれらについて説明したい．

1．直接型隅角鏡を使用する場合

　筆者は，主に直接型隅角鏡を使用して耳側から
アプローチするようにしている．耳側に角膜サイ
ドポートを作成する．水晶体再建術併用であれ
ば，2.2 mm のメイン創口からストレートのマイ
クロフックを入れ鼻側の線維柱帯切開を行う．そ

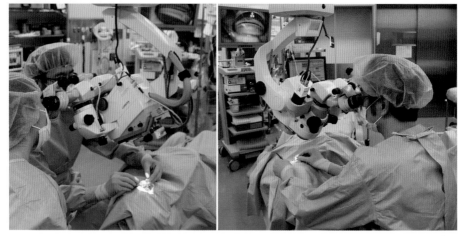

図 4.　　　　　　　　　　　　　　　　　　a | b

術者の位置が患者の耳側の場合.術者の位置と反対側に(右側)に患者頭部
を傾斜し,眼球も同じ方向に向けさせたうえで,顕微鏡を手前に傾けてい
る.直接型隅角鏡(写真はヒルゴニオレンズ)を角膜面に当てストレート
フックで鼻側の線維柱帯切開を行っている(a).その後,術者は対側に周り,
耳側の線維柱帯切開.患者頭部と眼球は逆(左側)を向かせている(b).アン
グルフックを使用すれば鼻根部で操作が邪魔されることが少ない.

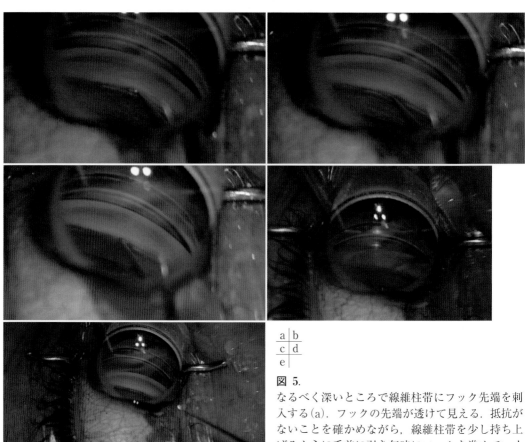

a | b
c | d
e |

図 5.
なるべく深いところで線維柱帯にフック先端を刺
入する(a).フックの先端が透けて見える.抵抗が
ないことを確かめながら,線維柱帯を少し持ち上
げるように手前に引き気味にフックを進めていく
(b).次にフックの向きを変え反対方向に切開を行
う(c).出血が角膜表面に及ぶと視認性が悪くなる
(d).結膜血管から出血を生じた場合は吸収スポン
ジをそばに置いておくと良い(e).

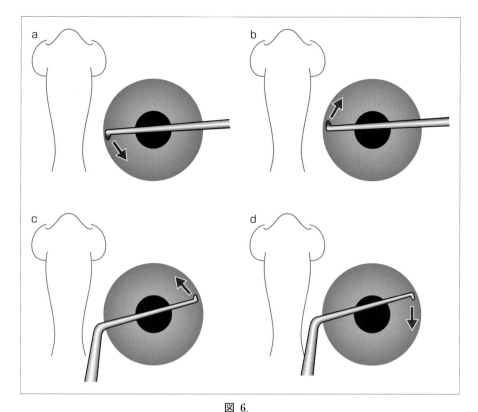

図 6.
ストレートフックを耳側の角膜サイドポートから挿入し，鼻側の線維柱帯
切開を行う（a，b）．耳側の線維柱帯切開は，アングルフックを使用するほ
うが操作しやすい（c，d）．

の際，患者の頭は反対方向に30°程度傾け，顕微
鏡も手前に傾斜させる．眼球自体もやや鼻側を向
くよう指示し，角膜に隅角鏡を当てる．直接型隅
角鏡として筆者は主にヒルゴニオレンズを使用す
るのだが，右手用・左手用があるので，術者が右
利きの場合は，左手用のレンズを左手に保持し，
右手にマイクロフックを持つ（図4-a）．なおスワ
ンヤコブレンズに左右の区別はないが，患者の耳
側に術者が座るアプローチだと，ハンドルの位置
（レンズ面の180°反対側についている）の関係で，
持ち手を反対側に回す形となりレンズ把持がしに
くいので注意が必要である．

　前房を粘弾性物質（ophthalmic viscosurgical
device：OVD）で満たした状態で，サイドポート
からマイクロフックを入れ，最も奥で線維柱帯に
フックの先端を当て線維柱帯に切り込み，透けて
見えるフックの先端を見ながら，反時計回りに
45°，その後フック先端を反対に向け時計回りに
同様に45°，計90°程度を目安に切開していく（図

5-a～c，図6-a，b）．フック先端をシュレム管に差
し込むときは，フックの先端は尖らせてあるので
抵抗なくシュレム管に差し込むことができる．時
計回りの切開はバックハンドのようになり，やや
扱いにくいため切開範囲が比較的狭くなる傾向に
なる．もちろん左手を使えるようであれば，持ち
替えて切開しても良い．線維柱帯の鼻側切開後，
術者の位置を反対側に移動し，今度は鼻側で角膜
サイドポートを作り，耳側の線維柱帯切開を行う
（図4-b）．その際，鼻根部が操作の障害になるた
め，アングルフックを使用すると良い．頭部を術
者と反対方向に傾け同様に切開を行う．アングル
フックは2種類あり，時計回り，反時計回りの切
開それぞれで使い分けると良い（図6-c, d）．スト
レートフックが使いやすいということであれば，
鼻根部が邪魔にならないように鼻側サイドポート
をやや12時寄り（右眼であれば10～11時，左眼で
あれば1～2時）にサイドポートを作ると操作がし
やすい．

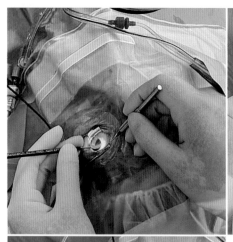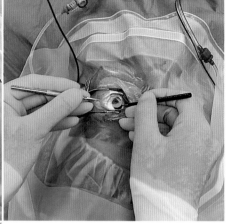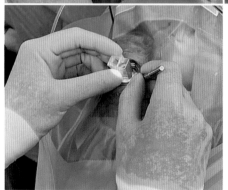

a	b
c	

図 7.

術者の位置が患者の頭側の場合.直接隅角鏡(写真はスワンヤコブレンズ)を使用し,切開する側と同方向に頭部と眼球を向かせる.角膜上にレンズを当て,鼻側切開はストレートフックで,耳側切開は鼻根部が邪魔になるのでアングルフックで行うと良い(a, b).なおダブルミラー型隅角鏡(写真はモリゴニオレンズ)の場合は頭部や眼球を動かさなくても隅角観察ができ切開可能である(c).

これらの操作は,術者の移動や顕微鏡の操作等やや煩雑ではあるが,利き手で行えるメリットがある.

一方,術者の移動が不要で,患者の頭側から左右頭部傾斜のみで手術をすることも可能である.3時側サイドポートから線維柱帯切開を行う場合は,患者の頭部を左側に傾け,左方視してもらい,9時側からの場合は,右側に傾け右方視してもらう(図7-a, b).鼻側の線維柱帯切開を行う際は,ストレートフックを使用する.耳側切開の場合は,鼻側根部によってフックに角度がつき操作が制限される可能性があることから,ストレートフックではなくアングルフックを使用することをお勧めする.なお術者が患者の頭側に座り,耳側・鼻側の切開をするので,レンズの持ち手を対側に回す必要がないため,スワンヤコブレンズを使用することに支障は生じない.頭側からのアプローチのデメリットとしては,利き手ではないほうでの線維柱帯切開操作が必要であり,術者の習熟度や術者自身の器用さといったことが問題になることがある.

2.ダブルミラー型隅角鏡を使用する場合

前述した直接型隅角鏡の欠点としては,視軸に対して一定の角度をつけた方向からしか隅角を観察できないことである.一方でダブルミラー型隅角鏡であるモリゴニオレンズを使用すれば,術者の移動,顕微鏡の角度調節,さらには患者の頭部傾斜も不要である(図7-c).正面視でレンズを当て,視軸方向からの直像で観察が可能であるためである[6].頸部周囲の疾患で頭部変換が困難な患者にとってダブルミラー型隅角鏡は有益である.しかし,ヒルゴニオレンズ・スワンヤコブゴニオレンズと比べ拡大率がやや低いことが難点である.高倍率のダブルミラー型隅角鏡も開発されているが,レンズの角膜面への接触範囲や視野の狭さが操作上の難点のようである.角膜サイドポートの位置とフックの操作については,直接型隅角鏡で患者の頭側から行う方法と同様である.ま

た，利き手でないほうでの操作が必要になる．耳側切開の場合，鼻側根部が邪魔になる可能性があるためストレートフックではなくアングルフックを使用する．

3．切開時の注意点

フックを進めるときに抵抗を感じる場合は，フック先端が深く入りすぎてシュレム管外壁を損傷している可能性があるので，無理に押し進めてはいけない．また，アングルフックを使用する際，フックの先端が線維柱帯に届かない場合は，眼球が傾きすぎていたり，フックの根元を持ちすぎて手が邪魔で良い角度で操作できていない可能性がある．フックを持つ位置と眼の傾き角度に気をつけると届くようになる．

線維柱帯切開の場所や範囲については議論のあるところだが，使用するレンズや利き手の問題等，術者にあった方法で安全に手術を行うことが大切である．

サイドポートの作成

サイドポートについては，角膜切開が良い．結膜からの出血が角膜表面に及んでくると視認性が低下するからである（図5-d）．また角膜サイドポートにしても角膜輪部を越えて血管侵入している場合，同部で創口をつくってしまうと出血を生じてしまう．一方で血管を避けて角膜輪部から角膜中心側に作ろうとするとフックと隅角鏡が干渉することがあるため，結膜血管にできるだけかからない周辺部に作成する必要がある．とりわけ，頭部を傾ける操作がある場合は容易に出血が角膜中央に向かうため注意が必要である．角膜創口で出血してしまった場合，筆者は出血創付近の結膜側に吸水スポンジを当て，粘弾性物質を角膜表面に載せてその上にレンズを当てるようにしている（図5-e）．その際，出血が滲んでくる前にできるだけ時間をかけず線維柱帯切開を済ませたい．

OVDの選択と除去

なお，線維柱帯切開前にOVDを前房内注入す

るのだが，筆者は水晶体再建術との併用であれば，凝集型のOVDを使用することが多い．前房保持ができ，線維柱帯切開後の前房洗浄で除去しやすく残存しにくい．有水晶体眼で硝子体圧が高いといった場合は，凝集型OVDでは創口から出てきて前房保持が難しいことがある．その場合はViscoadaptive型のOVD（ヒーロンV®）を入れて前房を保持するようにしている．角膜創口からの漏れも少なく前房形成が安定するものの，入れすぎて高眼圧にならないように気をつける．また前房に残存し術後眼圧上昇の原因になることもあるため，切開後はしっかりとOVDを除去しなくてはならない．

白内障同時手術の場合はメイン創口から灌流・吸引一体型のハンドピースで，単独手術の場合は角膜創口が小さいためバイマニュアルハンドピースで前房洗浄を行う．なお，逆流性出血の止血を考え，角膜創口を浮腫閉鎖させる際はやや眼圧高めで終わらせることをお勧めする．

術後処置

術後当日に診察をすることが望ましい．感染や炎症，出血や眼圧上昇の有無を確認し，眼圧高値であればアセタゾラミド内服，または高浸透圧薬点滴を行うこともある．Tanitoらは，マイクロフックを使用した眼内トラベクロトミーでは，術後にニボーを形成する前房出血が約40％に認められ，30 mmHgを超える眼圧上昇は約10％程度と報告している[1)2)]．術後スパイクの発生頻度はさほど高くはないものの注意は必要である．

術後点眼は，術前より使用していた緑内障点眼は術後より再開している．術後点眼としては，抗菌薬点眼やリン酸ベタメタゾン点眼，白内障同時手術の場合は非ステロイド性抗炎症点眼も行うようにしている．

術中合併症

前房内操作の過程で虹彩損傷，隅角離断を生じることがある．術中，患者の眼球の位置が定まら

ないといった状況があれば特に注意が必要である．また，水晶体残存で手術を行う場合，IOL挿入後に比べ前房深度が浅くフックが水晶体に当たることに注意しなければならない．フックによる角膜内皮損傷も同様に注意が必要である．なお，線維柱帯に対して最初の順手方向に切開を入れた後，逆流性出血で視認性が悪くなった場合は，逆手方向に切開を進める前に一旦フックの手を止め，出血をよけるように粘弾性物質を注入し，線維柱帯を露出してから仕切り直したほうが良い．習熟度が高ければある程度視認性が悪くても線維柱帯を同定し切開を続けることができるが，経験が浅い術者は安全に手術を行うことを優先させるべきである．

術後合併症

切開したシュレム管からの逆流性の前房出血は必発である．出血の程度の差はあるが，術後数日間は視機能低下を生じることが多いため，患者には術前に伝えておくことが重要である．出血の程度が強く，眼圧上昇をきたす場合は前房洗浄を行う．出血消退後も眼圧上昇が続くときは，濾過手術を検討する．術後の炎症により，フィブリン析出を生じることがあり，ステロイド点眼回数の増量，極めて強い場合はステロイドの結膜下注射も行うことがある．炎症性に術後高眼圧を生じることがある．緑内障点眼追加や，腎機能が許せばアセタゾラミド内服をさせることがある．また逆に，稀ではあるが遷延性の低眼圧をきたす毛様体剥離を生じることもある低眼圧に際しても注意してみる必要がある[7]．

おわりに

マイクロフックを使用した眼内法トラベクロトミーは，結膜温存ができる低侵襲手術である．直視下に線維柱帯・シュレム管内壁をより正確に切開することが可能であり，手技も比較的容易で短時間で行える手術ではあるが，適応を定め，術中，術後の合併症に留意することが大切である．今後多くの術者に広まり，緑内障進行予防に寄与することが期待される．

文　献

1) Tanito M, Sano I, Ikeda Y, et al：Short-term results of microhook ab interno trabeculotomy, a novel minimally invasive glaucoma surgery in Japanese eyes：initial case series. Acta Ophthalmologica, **95**(5)：e354-360, 2017.

2) Tanito M, Ikeda Y, Fujihara E：Effectiveness and safety of combined cataract surgery and microhook ab interno trabeculotomy in Japanese eyes with glaucoma：report of an initial case series. Jpn J Ophthalmol, **61**(6)：457-464, 2017.

3) Tanito M, Sano I, Ikeda Y, et al：Microhook ab interno trabeculotomy, a novel minimally invasive glaucoma surgery, in eyes with open-angle glaucoma with scleral thinning. Acta Ophthalmol, **94**(5)：e371-372, 2016.

4) Tanito M, Matsuzaki Y, Ikeda Y, et al：Comparison of surgically induced astigmatism following different glaucoma operations. Clinical Ophthalmology, **11**：2113-2120, 2017.

5) Mori K, Ikushima T, Ikeda Y, et al：Double-mirror gonio-lens with dual viewing system for goniosurgery. Am J Ophthalmol, **143**：154-155, 2007.

6) 森　和彦：手術用隅角鏡の進歩．あたらしい眼科, **36**(3)：329-335, 2019.
   Summary　隅角鏡の原理，使い方のコツが解りやすく解説されている．

7) Ishida A, Mochiji M, Tanito M, et al：Persistent hypotony and annular ciliochoroidal detachment after microhook ab interno trabeculotomy. J Glaucoma, **29**(9)：807-812, 2020. Doi：10.1097/IJG.0000000000001560.

MB OCULI. No. 94 : 33-40, 2021

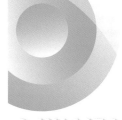

特集／達人に学ぶ！最新緑内障手術のコツ

Suture トラベクロトミー眼内法

新明康弘*

Key Words : suture トラベクロトミー（suture trabeculotomy），手術用隅角鏡（surgical gonio lens），シュレム管（Schlemm's canal），眼内法（ab interno），一過性眼圧上昇（transient intraocular pressure spike）

Abstract : 360°suture トラベクロトミー眼内法は隅角鏡を使用して，眼内からシュレム管内に糸を挿入し，その全周を切開して眼圧を下降させる術式であり，切開範囲が 120°程度にとどまる従来のトラベクロトミーよりも大きな眼圧下降が期待できる．この手術は線維柱帯が術中によく観察できる症例に適している．

　術式は角膜にサイドポートを 2〜3 か所作成して前房内を粘弾性物質で満たし，鼻側の線維柱帯の一部を眼内から切開する．その後，糸をシュレム管内に挿入し，全周通過した場合には糸の両端を締めて線維柱帯を 360°切開する．また途中で糸が止まった場合にはいったんそこまで部分切開したのち，最初とは逆向きに糸を挿入，残りを切開する方法もある．

　術後の合併症としては，前房出血と一過性眼圧上昇があり，前房洗浄，炭酸脱水酵素阻害薬の内服等，対処が必要となることがある．

はじめに

　360°suture トラベクロトミーは，小児緑内障に対する手術方法として 1995 年に Beck らによって最初に発表された[1]．360°suture トラベクロトミーは金属製プローブの代わりに糸をシュレム管に挿入し，全周 360°の線維柱帯を切開する術式であり，我々はこれを成人の緑内障手術にも応用してきた[2)3)]．

　360°suture トラベクロトミーを行うためのシュレム管へのアプローチは，当初，強膜側からフラップを作成して行っていたが（眼外法），のちに隅角鏡等を用いて眼内からアプローチする方法が工夫された（眼内法）[4)〜6)]．眼内法は眼外法に比べて，フラップを作成する操作がない分，低侵襲

で手術時間が短く，さらにシュレム管内を糸が進んでいく様子の観察も容易である．本稿では眼内からシュレム管に糸を通して，線維柱帯を切開する suture トラベクロトミー眼内法のコツについて筆者の経験から述べさせていただく．

手術適応

　目標眼圧は 10 台前半，初期〜中期の緑内障で，一過性眼圧上昇が起きても安全性が確保でき，眼圧上昇の原因が主に線維柱帯の流出抵抗の増大と考えられる症例が良い適応である．腎機能等が悪く，一過性眼圧上昇時に，炭酸脱水酵素阻害薬が内服できない症例は避けたほうが良い．血管新生緑内障や，炎症のコントロールがつかないぶどう膜炎等，切開した線維柱帯が再閉塞するような症例には行うべきではない．一方，点眼等で消炎できているぶどう膜炎続発緑内障は，開放隅角緑内障と同様，良い適応と考えている．後発白内障で

* Yasuhiro SHINMEI, 〒060-8648　札幌市北区北 14条西 5　北海道大学大学院医学研究院眼科学教室，診療講師

- エピネフリンや防腐剤を含まない局所麻酔・注射剤のキシロカイン® を 0.5％に希釈して 0.2 ml 程度用意（前房内麻酔）
- 20 G V ランス（角膜サイドポート作成）
- 陳氏スーチャートラベクロトミー糸®
- ヒル オープンアクセス サージカルゴニオプリズム（左手用）®
- 粘弾性物質（オペガンハイ® 0.85 眼粘弾剤 1％またはヒーロン V® 眼粘弾剤 2.3％等）
- 池田氏マイクロカプスロレキシス鑷子 23 G ユニバーサル®
- 白内障手術装置（バイマニュアル灌流吸引システム）またはシムコ針等

後嚢切開がしてある等，前後房に交通がある症例は，前房出血が硝子体にまわる恐れがある．

手技を行ううえでは，鼻側の線維柱帯が隅角鏡で視認でき，周辺虹彩前癒着がないか，あるいは軽度なものが良い．浅前房であっても，同時に白内障手術を行って線維柱帯が見えるようになれば適応となる．一方，角膜混濁がある症例は眼外からのアプローチを考える．

用意する器具
（suture トラベクロトミー眼内法単独の場合）

表 1 に示す器具を用意する．隅角鏡や鑷子は，術者の好みで選んでも良いだろう[7]．陳氏スーチャートラベクロトミー糸® は，5-0 ナイロン糸の先端を熱加工し，自作することも可能ではある．白内障同時手術であれば，その用意も行う．

手術手順

1．術前セッティングと隅角の観察

術者は患者の耳側に座り，あらかじめ顕微鏡に角度をつけておく．筆者は鏡筒を術者側に 20〜30°に傾けている．患者には内方を見るよう指示し，顔も術者と反対側に傾けてもらう．この状態で角膜上に粘弾性物質を塗布し，手術用隅角鏡を角膜に載せ，隅角がしっかり見えることを確認しておく．患者の首が動きにくい場合等は顕微鏡の角度をその分大きくする．

筆者は隅角の観察にヒル オープンアクセス サージカルゴニオプリズム（左手用）® を使用している．このレンズは直像で拡大率が良く，手前が空いている分，器具と干渉せず術中に良好な視野が得られるが，観察には顕微鏡や患者の頭位を傾ける必要がある．

色素が薄くて線維柱帯がわかりにくい症例で

は，前房水を少し抜いて眼圧を下げるとシュレム管が充血して線維柱帯が同定しやすくなる．あるいは高眼圧で角膜上皮浮腫がある場合も前房水を抜き，浮腫を引かせる．この時点で線維柱帯が隅角鏡で見えなければ，眼内から 360°suture トラベクロトミーを成功させることは難しく，眼外法へのコンバートを考える．

2．角膜創

Suture トラベクロトミー単独の場合には，6 時と 12 時付近に 20 G V ランスで 2 か所，サイドポートを作成している（図 1-a：赤矢印）．創は角膜輪部に対して垂直に刺すのではなく，少し方向を鼻側に向けて作ると，鼻側の隅角部での操作がしやすい．

白内障同時手術の場合に，さらに耳側角膜切開を超音波チップ挿入のため追加している．また，後述するように，時計回りに入れた糸が途中で通らず，反時計回りにアプローチする場合にも耳側角膜に 20 G V ランスでポートを追加している．

これらの操作にあたっては，眼表面からの出血は術中の視認性を低下させることがあるので，血管を避けるようにして角膜切開を輪部寄りにしないようにする．

3．麻 酔

エピネフリンや防腐剤を含まない局所麻酔・注射剤のキシロカイン® を 0.5％に希釈してサイドポートから鈍針を用いて前房内に 0.2 ml 程度注入する．点眼麻酔のみでは，シュレム管内を糸が進んでいくときや，線維柱帯を切開するときの痛みが十分抑制できないことがある．テノン嚢下麻酔は結膜からの出血を起こし，隅角鏡の視認性を悪化させる恐れがあるので行っていない．

4．粘弾性物質で前房内を置換する

筆者は通常，オペガンハイ® 0.85 眼粘弾剤 1％

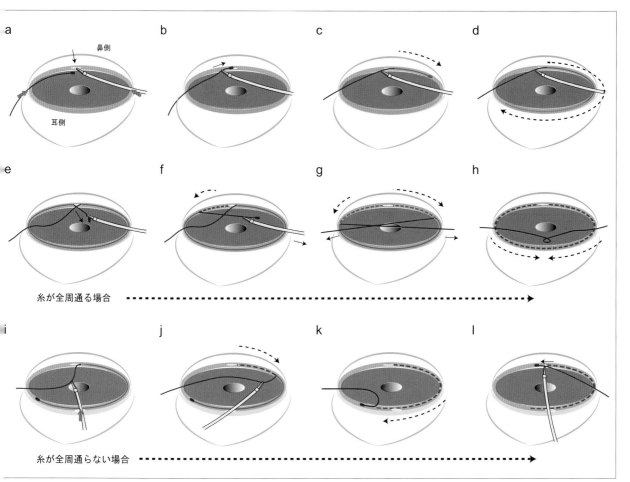

図 1. アプローチと手順

実際の手術では，隅角は隅角鏡を使って観察しているが，ここでは隅角鏡を省略して図示する．
図の上は鼻側，下は耳側を示す．患者の眼は鼻側を向いている．
a：上下2か所に作成したサイドポートのうち（赤矢印），左手側のポートからsutureロトミー糸
　（紫）を挿入し，右手側のポートから鑷子を挿入．隅角鏡を角膜に載せて観察しながら，鑷子の
　先端で鼻側線維柱帯の一部を切開（黒矢印）
b：切開後，糸の先端を切開部分に矢印の方向に押し付けるようにして時計回りにシュレム管内
　に挿入
c：線維柱帯の内壁を隔てて，糸がシュレム管の中を進んでいることを確認
d：挿入部分を確認しながら，さらに糸を押し進めていく．

以下は糸が全周通る場合
e：切開部分から一周して戻ってきた糸の先端を鑷子で掴む．
f：掴んだ糸を引き出しながら反時計回りに線維柱帯の切開を広げていく．
g：左手の糸も引いて時計回りにも線維柱帯の切開を広げていく．
h：線維柱帯が全周切開されると糸は眼内で直線状になるので，ポートから抜き取る．

以下は糸が全周通らない場合
i：耳側にサイドポートをもう1か所作成．そこから鑷子を入れ直す．
j：糸が抜けてこないよう線維柱帯に直行する向きに立てながら，切開を広げていく．
k：90°くらい切開したら，鑷子を抜いて，左手側のポートから糸を引き出して，さらに切開を広
　げていく．
l：糸を右手側のポートから入れ直し，耳側のポートから入れた鑷子を操作しながら，今度は反
　時計回りに糸をシュレム管内に進めていき，一周させる．

を使用しているが，白内障同時手術等で創口が大きく，粘弾性物質が漏れやすい症例では，ヒーロンV®眼粘弾剤2.3%を使用することもある．前房内操作中に眼圧が下がると，シュレム管からの逆流性出血が起き，手術操作を難しくする．ヒーロンV®眼粘弾剤2.3%を使うと，そのリスクは減らせるが，注入量が多く眼圧を上げすぎると，角膜上皮浮腫を生じて眼内の視認性が落ちたり，シュレム管がつぶれて，糸が入れにくくなる恐れもあるので注意する．隅角を見たときにシュレム管の充血が強いようであれば，粘弾性物質を追加して眼圧を上げる．そうしないと線維柱帯を切開したとき出血が多くなり，糸の挿入口が見えなくなる．また，粘弾性物質内に気泡が入っても，術野が見えにくくなるので空気が入らないよう調整する．

5．鼻側線維柱帯の一部を切開する

左手側のポートから陳氏スーチャートラベクロトミー糸®を眼内に挿入し，先端が鼻側の隅角に位置するようにする．それから角膜の上に粘弾性物質を載せて，隅角鏡(ヒル オープンアクセスサージカルゴニオプリズム(左手用)®)を角膜上に置く．右手側のポートからは池田氏マイクロカプスロレキシス鑷子23Gユニバーサル®を挿入する．術眼が内転しにくい場合でも，ポートから鑷子を挿入すると眼球がコントロールできる．線維柱帯が見えたら，糸を挿入するきっかけをつくるために鼻側線維柱帯の一部を鑷子の先で切開する(図1-a, 図2-a)．

以前は25G針の先端を少し曲げたものを用いて鼻側線維柱帯を切開していたが，器具を入れ替えるとその間に粘弾性物質が少し抜けて眼圧が下がり，切開部位から出血が広がってしまうことがあるため，現在この方法に落ち着いた．

線維柱帯の上で鑷子の先端を垂直方向に動かすと線維柱帯の内壁が剥離し，出血が見えるか，あるいは外壁の白い部分が見えてくるので，そこで今後は水平方向に鑷子の先端を少し動かして糸を入れやすいよう，1.0mm程度にシュレム管を切

開する(図2-a)．そこで出血した場合には，出血部位のそばに粘弾性物質を追加して出血をよけ，視認性を確保する．

6．糸をシュレム管内に挿入する

鼻側線維柱帯の一部を切開したら，あらかじめ近くに留置しておいた糸の先端から2〜3mm程度の部分を鑷子で掴んで，糸に角度をつけながら切開窓の上を滑らせるようにし，外壁に糸の先端をあてるつもりで糸を挿入していく(図1-b, 図2-b)．このとき，糸には柔らかさがあるため，外壁を痛めることはなく，切開した部分からシュレム管内に糸の先端が進入する．このとき，あまり糸の先端近くを持ちすぎると鑷子の陰になってシュレム管が見えなくなる．また糸の先端が虹彩根部のほうに迷入しないよう気をつける．

このときシュレム管の開放は眼内で行われているため，眼外法と違って開放後もシュレム管の入り口の部分がつぶれる心配はなく，糸を入れる前に管内に粘弾性物質を注入することは眼内法の場合していない．

糸の先端がシュレム管内に入ったら，少しずつ糸を持ち替えながら進めていき，糸がシュレム管内に進んでいく様子を線維柱内壁越しに観察していく(図1-c, 図2-c)．糸の先端がヒル オープンアクセス サージカルゴニオプリズムで観察できる範囲(約120°)を超えてからは，挿入した糸の抵抗を参考にさらに進めていく(図1-d)．糸の先端が180°を超えたあたりで挿入抵抗が増すことが多い．

7．全周通糸できた場合の線維柱帯の切開

糸がシュレム管内を一周すると，最初に切開した窓から糸の先端が出てくる(図2-d)ので，そのまま鑷子で先端を掴み，右手側のポートから眼外に引き出す(図1-e, 図2-e)．そのまま糸を引いてくると，窓の部分から反時計回りに線維柱帯の切開が始まる(図1-f, 図2-e)．ある程度，切開した時点で，今後は左手側のポートから糸を引いてくると，今度は窓の部分から時計回りに反対側の線維柱帯が切開される(図1-g, 図2-f)．全周切開さ

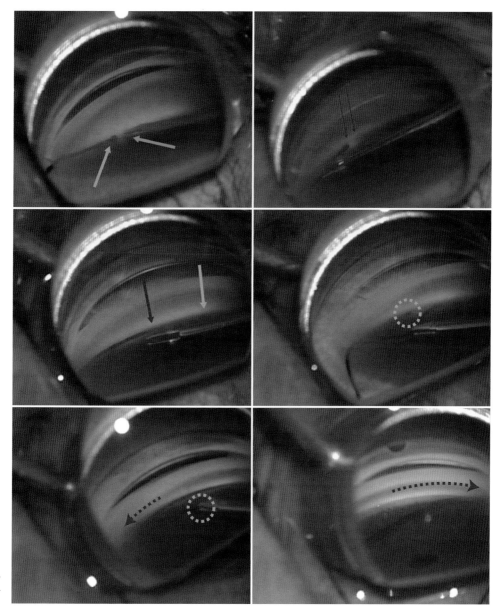

図 2. 術中写真

a：鑷子の先で線維柱帯の一部を切開（黄矢印：糸，緑矢印：鑷子の先端）
b：鑷子で糸を持ち，切開部分に挿入（赤矢印の間の白い部分が切開された線維柱帯）
c：シュレム管内の糸が線維柱帯を通して見える（赤矢印：挿入口，黄矢印：糸の先端）
d：一周した糸の先端が見える（黄色丸）.
e：糸の先端（黄色丸）を引いて，反時計回りに線維柱帯を切開（赤点線）
f：左手側のポートから糸を引いて，時計回りにも切開を加える（赤点線）.

れると糸は左右のポートの間で直線状になるので
（図 1-h），あとはポートから糸を引き抜けば良い.

8．全周通糸する前に糸が途中で進まなくなっ
た場合の線維柱帯の切開

眼内からシュレム管内に糸を進める場合は，糸
を進める動作がどうしても制限されてしまうた

め，眼外法よりも全周通糸の難易度が高くなる.
そこで筆者は無理に一方向からの全周通糸にはこ
だわらず，挿入抵抗が大きくなり，糸を押しても
眼球が回旋したり，糸がたわんで挿入口が裂けて
くるようであれば，それ以上進めないようにし，
そのときは耳側にもう 1 つサイドポートを作成す

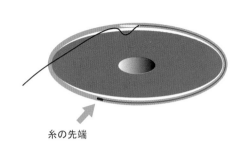
a　糸が途中で止まった

糸の先端

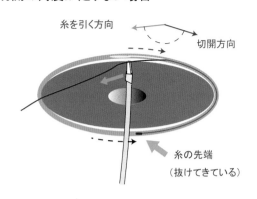
b　切開の角度が足りない場合

糸を引く方向　　　切開方向

糸の先端
（抜けてきている）

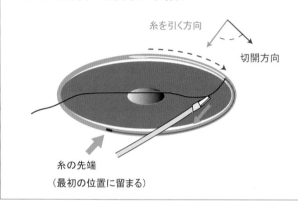
c　適切な角度で切開される場合

糸を引く方向

切開方向

糸の先端
（最初の位置に留まる）

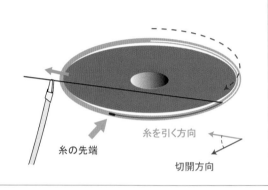
d　手前を切開するときは眼外から糸を引く

糸の先端

糸を引く方向

切開方向

図 3.　途中で糸が進まない場合の部分切開の工夫

　a：黄色矢印の部分で糸が止まってしまった．
　b：切開方向に対して糸を立てないで引いてくると，糸にはシュレム管内から抜ける方向に力が
　　かかってしまう（赤点線：切開される線維柱帯，黒点線：シュレム管内を移動する糸，赤矢印：
　　切開方向，緑矢印：糸を引く方向）．
　c：糸を切開方向に対して90°以下の角度になるようにすると，糸はシュレム管内から抜けずに
　　切開が進む．
　d：1/4 周程度まで切開が進めば鑷子を眼内から抜いて，左手側のポートから出ている糸をその
　　まま引き出すと，手前側の切開でも角度が保てる．

る（図1-i）．このサイドポートは，のちに反時計回りに糸を再挿入するときにも使用する．ここからは，このポートを使って鑷子を操作していく（このポートがないと，右手用隅角鏡に持ち変え，左手で鑷子を操作しなければならなくなる）．

　まず糸を挿入口あたりでなるべく垂直に立てるように操作し，糸がシュレム管内から抜けてこないように，少しずつ線維柱帯を切開していく．鑷子で糸を引く方向を変えながら切開をコントロールするのが抜けないコツである（図1-j）．図3に詳しく例を示す．図3-a のように，途中で糸が止まった場合，図3 b のように糸を切開する方向に対して角度をつけないで引くと，糸はシュレム管内を抜け始めてくる．そうならないようには，図3-c のように切開を進める方向に対して糸を90°よりも小さな角度に向くように引いてくると，糸がシュレム管から抜けにくくなり，切開を進めることができる．

　90°くらい切開できたら，鑷子をいったん抜いて，今後は左手のポートから糸を引いてくる（図3-d から図1-k）．次に最初に鼻側線維柱帯に作った切開窓から，今度は糸の方向を変えて再挿入を

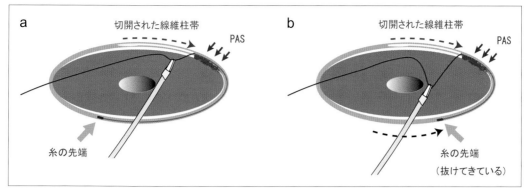

図 4. 部分切開
a：切開の途中に周辺虹彩前癒着(PAS)があった場合
b：PAS の幅が広いと糸はそこを乗り越えられず，シュレム管の中から抜けてくるので
(黄矢印：糸の先端，黒点線：シュレム管内を抜けてくる糸の動き)，切開範囲は PAS の
手前までにとどまってしまう(赤点線).

行う(図 1-l).そうすると切開されていない部分を通り抜けた糸が，今度は途中から切開されて解放されたシュレム管内に進んでいき，結果的にほとんどの場合一周する.そうすれば，図 1-f〜h と同じ手順で残りの線維柱帯が切開できる.

ただし，この方法は周辺虹彩前癒着(peripheral anterior synechia：PAS)が広範囲にある場合うまくいかないことがある(図 4).このような症例では，初めから眼外法を選んだほうが全周切開しやすい.

9. 前房洗浄

筆者は白内障手術用のバイマニュアル灌流吸引ハンドピースを使用して，なるべく前房内の出血がなくなるまで，粘弾性物質と出血を洗浄している.洗浄後も灌流しながら眼圧を維持し，再出血しなくなるまで圧を保っている.もちろんコストを考えるならシムコ針等を用いて洗浄しても構わないが，この際も眼圧の維持が再出血を防ぐため重要である.

器具を前房内から抜いたあとは，素早く角膜創にハイドレーションを行い，眼圧を少し高めにして，出血が止まっていることを確認して終了する.

10. 白内障同時手術

ロトミーの特徴として，線維柱帯切除術とは異なり，白内障手術の併用が眼圧下降の手術成績を下げることはないため[3]，必要な症例であれば，白内障同時手術を回避する理由はない.

白内障手術も同時に行う場合，筆者の手順とし

ては，まず前嚢切開だけ済ませたのちに線維柱帯を切開して，そののち水晶体乳化吸引と眼内レンズ挿入を行っている.その理由としては線維柱帯を切開して刺激すると縮瞳することもあるので，前嚢切開は瞳孔が開いているうちに完成させたいことと，白内障自体が難症例で水晶体乳化吸引に時間がかかると，その後眼内の視認性が悪くなり，線維柱帯へのアプローチが難しくなるからである.

先に線維柱帯を切開すると前房出血が生じるが，粘弾性物質で前房内置換がしてあるので広がることはなく，その後も白内障手術中は灌流圧によって止血されるため，ほとんど前嚢切開よりあとの操作の妨げにはならない.もちろん条件が良く，角膜に負担をかけずに白内障手術が行える症例であれば，先に白内障手術を終わらせても問題はないし，浅前房症例では，先に白内障手術をしてしまったほうが，線維柱帯が見やすくなる場合もある.

術後点眼

術後に 1 か月程度は周辺虹彩前癒着を防ぐ目的で，2％ピロカルピンの点眼を行っている.また，抗生剤とステロイド点眼も術後 3 か月程度使用している.ただし，ぶどう膜炎続発緑内障では，2％ピロカルピン点眼は炎症を悪化させる可能性があるので使用しないし，またステロイド点眼も術後中止しない.

術後合併症への対処

ロトミー全般の合併症には前房出血と一過性眼圧上昇が挙げられるが，suture ロトミーは切開範囲が広い分，出血しやすい．前房出血は通常1週間くらいで吸収されるが，なかには量が多く，のちに前房洗浄を要する場合もある．

一過性眼圧上昇（>30 mmHg）は，頻度の高い合併症で suture ロトミー全体の40％くらいで生じる．これは必ずしも，前房出血が多い症例に起きるわけではない．一過性眼圧上昇の際には炭酸脱水酵素阻害剤の内服や，浸透圧利尿剤の点滴等で対処している．これは通常3日程度続くと再び眼圧が下がることが多いが，そうでない場合には，線維柱帯切除術等の追加を検討する．この一過性眼圧上昇は術後1週間～1か月以内くらいに遅れて生じることもあるので注意する．術直後から，眼圧上昇が起きる症例はむしろ稀であるので，筆者はルーチーンに術直後から炭酸脱水酵素阻害剤の内服をさせることはしていない．

さいごに

ここまで suture トラベクロトミー眼内法について筆者が現在行っている術式について解説してきた．この術式は，眼外からのアプローチに比べてシュレム管内に糸を挿入する操作が比較的容易である反面，一度で全周通糸することが難しいという特徴がある．そのため，シュレム管を全周切開するためにはここで紹介したように，方向を変えて糸を入れ直す等の何らかの工夫が必要となる．ここで紹介した方法以外にも，モリ ゴニオトミーレンズ® 等を使用して，詰まったところを目視していったん糸を引き出し，あるいはそこから再挿入する等の方法もある[8]．また切開が不十分な時には，耳側に強膜弁を作成して眼外法にコンバートすることも可能であるので，眼外法についても習得しておくと良いだろう．

文 献

1) Beck AD, Lynch MG：360 degrees trabeculotomy for primary congenital glaucoma, Arch Ophthalmol, **113**：1200-1202, 1995.
2) Chin S, Nitta T, Shinmei Y, et al：Reduction of intraocular pressure using a modified 360-degree suture trabeculotomy technique in primary and secondary open-angle glaucoma：A pilot study. J Glaucoma, **21**：401-407, 2012.
3) Shinmei Y, Kijima R, Nitta T, et al：Modified 360-degree suture trabeculotomy combined with phacoemulsification and intraocular lens implantation for glaucoma and coexisting cataract. J Cataract Refract Surg, **42**：1634-1641, 2016.
   Summary Suture トラベクロトミー眼外法で白内障同時手術との比較を行っている．同時手術は開放隅角緑内障，ぶどう膜炎続発緑内障ともに，眼圧下降効果に影響しなかった．
4) Grover DS, Godfrey DG, Smith O, et al：Gonioscopy-assisted transluminal trabeculotomy, ab interno trabeculotomy：technique report and preliminary results. Ophthalmology, **12**：855-861, 2014.
5) Sato T, Hirata A, Mizoguchi T：Prospective, noncomparative, nonrandomized case study of short-term outcomes of 360° suture trabeculotomy ab interno in patients with open-angle glaucoma. Clin Ophthalmol, **9**：63-68, 2015.
   Summary Suture トラベクロトミー眼内法の方法について詳しく記述されている．なお，日本語で知りたい場合，同じ著者による文献6を読むと良いだろう．
6) 佐藤智樹：【流出路再建術のアップデート】スーチャートラベクロトミー眼内法（解説/特集）．眼科手術，**29**(4)：556-562，2016.
7) 森　和彦：手術手技のコツ　手術用隅角鏡を用いた低侵襲緑内障手術（MIGS）（解説）．眼科手術，**32**(4)：539-544，2019.
   Summary 現在手に入るさまざまなタイプの手術用隅角鏡が紹介されており，その特徴や使い方のコツについて解説されている．
8) 真鍋伸一：【白内障同時手術】緑内障白内障同時手術（解説/特集）．眼科手術，**33**(1)：49-57，2020.

MB OCULI. No. 94：41–47, 2021

特集／達人に学ぶ！最新緑内障手術のコツ

毛様溝・前房から挿入する
アーメド緑内障バルブ

松田 彰*

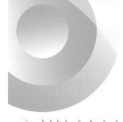

Key Words： アーメド緑内障バルブ(Ahmed glaucoma valve)，毛様溝挿入(insertion of the tube from the sulcus)，前房内挿入(insertion of the tube from the anterior chamber)，プローリンステント(Proline thread as a stent)，術後低眼圧(postoperative hypotony)

Abstract： 高齢者の眼圧コントロール不良症例，多重の眼科手術後の緑内障，視野に余裕のない血管新生緑内障等に AGV を挿入している．AGV は眼圧調整用の膜がついている唯一の緑内障インプラントで，術後早期からの眼圧コントロールが得られる点にメリットがある．一方で，術後早期の低眼圧や前房出血の頻度は決して低くないため，その対処法を押さえておきたい．AGV の挿入時には角膜内皮細胞への影響を小さくする目的で，硝子体手術を施行していない IOL 眼では原則として毛様溝からのチューブ挿入を選択している．毛様溝挿入時には時として，チューブが硝子体腔等に迷入することがあり，そのような症例では 4-0 プローリンをチューブ内腔に挿入して，チューブの剛性を上げて，チューブを正しい位置に挿入し，内腔のプローリン糸を前房側からスーチャーロトミー鑷子で抜く方法が有用である．

はじめに

2012 年にバルベルト緑内障インプラント(BDI)が承認されてから，難治緑内障の治療に BDI を使用してきた．2014 年にはアーメド緑内障バルブ(AGV)が国内認可された後も，長期的にみた眼圧下降効果の高さから BDI を主に選択していた．2017 年から，ぶどう膜炎続発緑内障等，難治緑内障でありながら房水産生の低下による術後の低眼圧合併症が危惧される症例に AGV の手術を導入した．その後，徐々に AGV の適応を拡大しており，高齢者の眼圧コントロール不良症例(嚢性緑内障が多い)，多重の眼科手術後の緑内障，視野に余裕のない血管新生緑内障等に AGV を挿入している．AGV は眼圧調整用の膜がついている唯一の緑内障インプラントで，術後早期からの眼圧コ

ントロールが得られる点にメリットがある．また，遠隔地に居住していて頻回の受診が困難な患者の手術に際しては線維柱帯切除術と比較して術後フォローがしやすいことが多いという点や BDI と比較するとインプラントの大きさが小さいため手術侵襲が少ないという点も術式を決める際に AGV を選択する際のポイントとしている．一方で，BDI と比較すると長期的には眼圧が高めになってしまうとの報告がなされている[1]ことから適応症例の選択には注意が必要である．また，術後早期の低眼圧や前房出血の頻度は決して低くないため，対処法を押さえておきたい．

チューブおよびプレート挿入部位の選択

硝子体手術後で，網膜剝離の再発のリスクが高くない眼には硝子体腔への挿入を選択している．角膜内皮細胞への影響を小さくする目的で IOL 眼(あるいは白内障との同時手術が適応の眼)では

* Akira MATSUDA, 〒113-8421　東京都文京区本郷
2-1-1　順天堂大学医学部眼科学教室，准教授

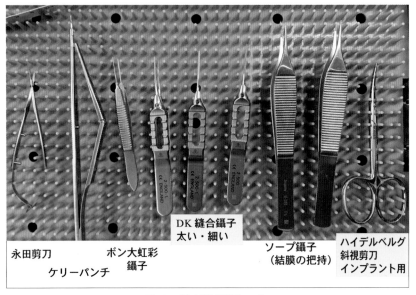

図 1. 緑内障手術セット

永田剪刀
ケリーパンチ

ボン大虹彩
鑷子

DK 縫合鑷子
太い・細い

ソープ鑷子
（結膜の把持）

ハイデルベルグ
斜視剪刀
インプラント用

図 1. 緑内障手術セット
緑内障手術時に使用している手術器具のセット．10-0 ナイロン糸の縫合には
DK 社の縫合鑷子を，結膜の把持にはソープ異物鑷子，結膜およびテノン囊の
剝離にはハイデルベルグ斜視剪刀を使用する．

原則として毛様溝からのチューブ挿入を選択する[2]．一方，チン小帯が脆弱で IOL 振盪がみられる症例，無水晶体眼，角膜混濁のため前房の視認性の悪い症例では前房内へ挿入する．プレート挿入部位は，結膜の状態をよく観察して決めている．結膜の状態が良好であれば，第一選択は耳側上方であるが，レクトミー施行眼では結膜の状態が悪い症例も多く，その場合は耳側下方あるいは鼻側下方を選択する．

手術の準備（検査）

術前検査として，視野・眼圧・視神経の評価と合わせて，角膜内皮細胞数，隅角検査を忘れずに施行する．隅角検査によって前房挿入の場合に挿入予定部位に広汎な PAS がないか，毛様溝挿入の場合には IOL と虹彩間のスペースの広さや IOL 振盪の有無を確認しておく．また，可能な症例では散瞳状態も確認しておくことが望ましい．囊性緑内障では，IOL 振盪，散瞳不良，角膜内皮数の減少といった手術を難しくする因子を有する症例が多い．

手術の準備（手術のセットアップ）

緑内障用の手術セットとして，結膜を把持するためのソープ異物鑷子，外眼筋間でテノン囊を剝離するためのハイデルベルグ斜視剪刀，10-0 ナイロンを縫合するためのファインな無鉤鑷子（DK 社製の先が細い鑷子と少し太めの鑷子を 1 組として使用）を準備している（図1）．10-0 ナイロンはアルコン社の AU-5 ヘラ針，プレートの固定はマニー社の 8-0 ナイロン糸を使う．患者には術前に必ずトイレに行くことを指示し，頻尿傾向の方にはディスポーザブルのパンツを履いてもらっている．AGV はバックアップを含めて最低3箱は用意して手術を開始する．もし，バックアップの AGV がない場合は，清潔操作の完了後，手術開始前に必ずプライミングをしておく．AGV のプライミングはロック付きの 2.5 ml シリンジに眼内灌流液を入れ，先端にヒーロン針を固定し，チューブ内腔にヒーロン針を挿入，ゆっくりと灌流液をチューブ内に流す．正常なバルブであれば，チューブ固定部位の後方から灌流液が流れ出すことを確認できる（図2-a）．バルブの開放圧の異常で，チューブ付着部の根元から灌流液が流れ出す

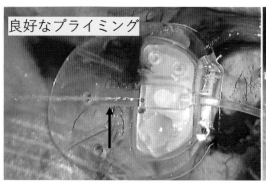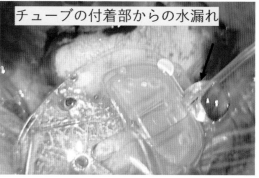

良好なプライミング　チューブの付着部からの水漏れ

a | b

図 2. アーメドバルブのプライミング

アーメドバルブのプライミングは眼内灌流液を満たした 2.5 mℓ シリンジに
ヒーロン針を接続して行う．一定の圧力で水をチューブから挿入すると弁
の後方から水流が確認される．チューブ付着部位から水が漏れるバルブに
関して，筆者は使用しないことにしている．

ようなバルブは使用しない（図 2-b）．毛様溝挿入
の際は術前に散瞳，前房挿入の場合は縮瞳させて
おく．

手術の実際

1．プレートの固定まで

　手術は原則としてテノン嚢下への局所麻酔で施
行している．角膜輪部に制御糸をかけて十分に術
野を露出，マーカーペンで切開予定部位をマーク
する．結膜をテノン嚢ごと剝離し，眼筋の付着部
を障害しないように注意して，筋肉間を斜視剪刀
で鈍的に剝離していく．止血後にキャリパーで輪
部から 8 mm の位置にマーク，同じ円周上にペン
でマーキングしてゆく．AGV を外眼筋に触れな
い方向で挿入し，強膜上に 8-0 ナイロン糸で固定
し，糸の結び目をプレート上の穴のなかに埋没さ
せる．この際に固定がゆるくならないように注意
する（緩んだ場合にはプレート上の 1 か所の穴に 2
本目の糸を追加しても良い）．術後のプレート周
囲の瘢痕化防止のため，我々の施設では 1 mℓ の眼
内灌流液に懸濁したマキュエイドをプレートと強
膜の間に投与している[3]．

2．毛様溝挿入の場合

　まずはサイドポートを作成し，低分子量の粘弾
性物質で前房を置換する．その際にチューブ挿入
予定部位の虹彩と IOL の間の空間を広げるよう
に粘弾性物質を注入する．次にチューブを挿入す
る方向に向けて，長さを確認し，瞳孔中央よりや

や短くなる程度で切断（トリミング）する．この
際，チューブの先端が尖っていたほうが後の挿入
が容易である．筆者自身は挿入が楽になるため，
ベベルアップでの切断を好むが，ベベルダウンや
横向きのベベルを作成することを好む術者もい
る．さて，実際の挿入手順であるが，毛様溝挿入
の場合は原則角膜輪部から 2.5 mm の位置にキャ
リパーでマークをつけておく．眼球の形や角膜輪
部の位置には個体差があるので，症例によっては
2 mm 程度から挿入することもある．27 G 針で
マーキング部位から瞳孔中央の方向にゆっくりと
穿刺する．散瞳が良い症例では割と早くに針の先
端が確認できて安心できるが，散瞳不良例では慎
重に針を進める．もし，穿刺時に虹彩が動くよう
であれば，針先を少し下方に向けて進めるか，一
度抜いて，やや後方から再度穿刺する．穿刺部位
を変更した場合は 10-0 ナイロンで縫合しておく．
27 G の穿刺で針先が瞳孔領から確認できれば，次
に同じ部位から 23 G で穿刺をする（図 3-a）．注射
針での穿刺の際は進入の角度を常に意識すること
と，輪部にかけた制御糸を左手で持って，右手で
注射針を穿刺する際に軽くカウンターアクション
をかけることがコツである．

　作成した穿孔創から粘弾性物質をヒーロン針で
追加注入し，虹彩-IOL 間の空間を確保した後，
チューブ先端を挿入していく．スムーズに挿入さ
れる症例では挿入開始後，早い時点でチューブの
先端が確認される（図 3-b）．その場合は瞳孔中央

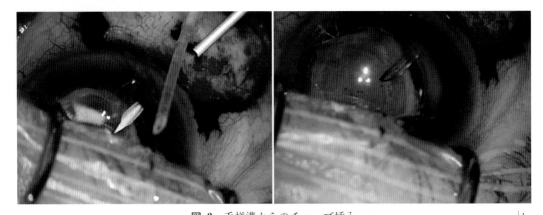

図 3. 毛様溝からのチューブ挿入　　　　　　　　　　　　a│b
a：角膜輪部から約 2.5 mm の位置から 23 G 針を虹彩-IOL 間に挿入したところ
b：穿刺部位から先端を斜めに切ったアーメドチューブを挿入した.

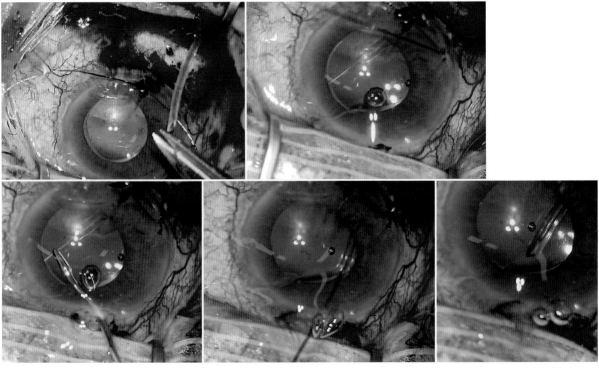

図 4. チューブ挿入困難症例に対する 4-0 proline-assisted チューブ挿入法
23 G が正しい位置に穿刺可能でも，チューブが迷入するような症例に対し，まずは 4-0 プローリン糸
をチューブ内腔に挿入し，2 mm 程度先端を突出させて切断する．その後，プローリンステントの剛性
を利用してチューブを正しい位置に挿入，サイドポートから鑷子を入れてプローリン糸を抜去する.

より手前で挿入を止めて，チューブを強膜上に
10-0 ナイロン糸で固定する．一方，本来チューブ
が確認される長さのチューブを挿入しても先端が
確認できない場合は，一度手を止めてプッシュプ
ルかシンスキーフックで虹彩を広げて，チューブ
挿入部位を確認する．チューブは硝子体方向へ迷
入しているか，Elschnig pearls に隠れて確認でき

ないことが多い．そのようなチューブ迷入症例の
レスキュー方法として，4-0 プローリンをチュー
ブ内腔に挿入して，チューブの剛性を上げて，
チューブを正しい位置に挿入し，内腔のプローリ
ン糸を前房側からスーチャーロトミー鑷子で抜く
方法（4-0 proline-assisted sulcus tube insertion）
が有用である（図 4）[4].

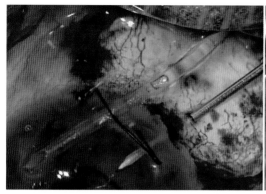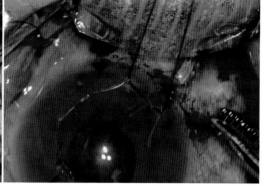

a|b

図 5. 前房からのチューブ挿入

IOL の固定不良で，毛様溝からのチューブ挿入が困難な症例に対して，前房内への
チューブ挿入を施行した．角膜輪部から約 1.5 mm で 23 G 針を虹彩と平行な角度で
前房内に穿刺する．穿刺部位からチューブを前房内に挿入する．挿入時はソープ異
物鑷子でしっかりとチューブを把持する．

3．前房挿入の場合

　前房挿入の場合もまずはサイドポートを作成
し，低分子量の粘弾性物質で前房を置換する．そ
の際にチューブ挿入予定部位の前房深度を深くす
るように粘弾性物質を注入する．前房挿入の場合
は角膜輪部から 1.5 mm 程度後方から前房内にま
ずは 27 G 針を穿刺する（角膜輪部の位置と強膜岬
の位置との関係は眼球によって差があり，特に小
児緑内障眼においては予想以上に，強膜岬が後方
に位置する症例もある）．27 G 針での穿刺位置に
問題がなければ，同一の部位から 23 G 針で穿刺し
て，穿刺部位を拡張する．前房への穿刺の際の角
度は虹彩面と平行か，やや虹彩面に向かう程度の
方向に穿刺する（図 5-a）．チューブ先端は基本，
ベベルアップで挿入する．挿入後強膜パッチや自
己強膜弁での被覆をするとチューブが角膜側に
立ってくることもあるので，チューブ挿入時には
できるだけ虹彩面に近く挿入する（図 5-b）．

　周辺前房の深度が浅い場合には挿入の難易度は
高くなるので，有水晶体眼にチューブを前房挿入
することは，小児緑内障症例を除いてあまり行っ
ていない．前房挿入で多いのは無水晶体眼，IOL
挿入眼であっても強膜内固定後や落屑緑内障等の
チン小帯脆弱症例で毛様溝挿入のリスクが高い眼
である．

主な合併症とその対策

　術後早期の合併症として多いのは，①低眼圧と
②前房出血である．どちらも前房内に挿入した粘
弾性物質が抜けてくる術後 1〜3 日程度に発症し
てくることが多い．

1．低眼圧合併症への対応

　AGV の特性として，眼圧調整膜が付いている
ため，手術直後から房水が眼外に流出するため，
チューブを完全結紮するバルベルトインプラント
と比較すると手術手技に問題がなくても，前房消
失や脈絡膜剝離といった低眼圧合併症に遭遇する
頻度は高い．筆者自身の経験では，AGV 挿入例の
1 割程度の症例に低眼圧合併症を経験しており，
ぶどう膜炎続発緑内障等の房水産生が不安定な症
例や多重手術眼の術後に多い印象がある．低眼圧
合併症のうち，前房が浅くなる程度のものではア
トロピン点眼で保存的に経過をみることもある一
方，前房が消失するような症例に対しては，すみ
やかな対応が必要である．前房挿入あるいは毛様
溝挿入の場合，サイドポートからの粘弾性物質に
よる前房形成のあと，チューブ内腔に 3-0 プロー
リン糸を前房側から挿入すること（プローリンス
テント挿入術）を治療の第一選択としている[5]．4-
0 プローリンのほうが挿入はしやすいが，チュー
ブの閉塞効果が不十分で，結局 3-0 プローリンへ
の置換を要することが多いので，前房が消失する

ような症例では初めから3-0プローリンの挿入が
オススメである．挿入方法は，①あらかじめ3-0
プローリンをAGVのバルブ位置までは届かない
長さに切断してサイドポートから前房内に挿入
し，スーチャーロトミー鑷子等を用いてチューブ
内腔にプローリンを挿入する方法と，②少し長め
の3-0プローリンをサイドポートから挿入し，そ
のままチューブ内腔に挿入，バルブに当たらない
程度に挿入後，角膜をスリットナイフで切開，レ
ンズカッターでプローリン糸を切断する方法があ
る．手技的には②のほうが簡単であるが，侵襲が
①と比較するとやや大きいと思われる．ステント
挿入後はデキサメサゾンの点眼と全身状態に問題
がなければダイアモックス®の内服を処方して，
状態が安定するのを待つと当時に消炎をはかる．
この方法は低眼圧による脈絡膜剥離による視機能
の悪化に対する治療法としても有効である．

2．前房出血への対応

　前房挿入や硝子体腔への挿入と比較して毛様溝
からの挿入に前房出血の頻度が高い印象があり，
現在後ろ向きの臨床研究で検討している（自験例
では毛様溝からアーメドバルブを挿入した91眼
中13眼（14％）に術後早期の前房出血を認めた）．
毛様溝からの挿入に前房出血が多い理由として，
血管が分布する組織を比較的長い距離で穿刺して
いるためと考えられるが，詳細は不明である．ほ
とんどの症例で出血は1〜2週間で吸収されるが，
抗凝固薬を内服している症例では吸収に時間を要
した症例も経験している．対処法としてはトイレ
でいきまないように注意する，眼圧が低めの症例
ではアトロピン点眼，チューブ内腔が血でブロッ
クされ眼圧が上昇しているような症例では眼圧コ
ントロールを行うが，稀に眼圧のコントロールが
悪く前房洗浄を要する症例がある．

　また術後晩期の合併症として，③チューブある
いはプレートの露出，④AGVに特有の高眼圧期[6]
への対処が必要な症例がある．

3．チューブあるいはプレートの露出

　チューブ露出に関しては，露出部位の広範な郭
清とチューブ挿入部位の変更，強膜の再パッチ等
で対応することが多く，バルベルト緑内障インプ
ラントで得た経験をそのまま活かすことができる
と思われる．プレートの露出に関してはリカバ
リーが困難であり，筆者自身はバルブの摘出，必
要なら別の象限への再度のバルブ挿入を施行する
ことが多い．プレート露出症例の多くは結膜やテ
ノン嚢が薄い等の条件が悪い症例であり，バルブ
の再挿入時には小児用FP8への切り替えも検討
する価値があると思われる．

4．高眼圧期への対応

　抗緑内障薬を使用して眼圧をコントロールする
ことに尽きるが，高眼圧期を迎えると眼圧コント
ロールの予後が悪いことが報告されており，高眼
圧期の予防ができればそのほうがベターである．
我々の施設では術後眼圧が10 mmHgを超えるか
超えないかの時点から，房水産生を点眼薬（第一
選択はCAI＋beta配合薬）で抑制している．また，
術中のステロイド懸濁液のプレート周囲への投与
がプレート周囲の瘢痕化防止（ひいては高眼圧期
の防止）に有効な可能性があるが，今後の検証が
待たれる問題と考える．

終わりに

　AGVは眼圧調整用の膜を持つ唯一の緑内障イ
ンプラントであり，線維柱帯切除術の不成功症例
をはじめとして重症緑内障で視野に余裕がない場
合等，今後も使われて行くものと思われる．毛様
溝からのチューブ挿入は，前房挿入と比較して角
膜内皮細胞の障害を軽減できるのではないかとの
期待から，我々の施設では第一選択としている
が，その評価は今後の検証が待たれるところであ
る．また，チューブ内腔へのプローリンステント
挿入の手技はAGVの各種トラブルの対応に有効
な手技と考えられる．

文　献

1) Christakis PG, Kalenak JW, Tsai JC, et al：The Ahmed Versus Baerveldt Study：Five-Year Treatment Outcomes. Ophthalmology, **123**：2093-2102, 2016.
Summary バルベルトとアーメドインプラント間の5年成績の比較スタディ.

2) Eslami Y, Mohammadi M, Fakhraie G, et al：Ahmed glaucoma valve implantation with tube insertion through the ciliary sulcus in pseudophakic/aphakic eyes. J Glaucoma, **23**：115-118, 2014.

3) Yazdani S, Doozandeh A, Pakravan M, et al：Adjunctive triamcinolone acetonide for Ahmed glaucoma valve implantation：a randomized clinical trial. Eur J Ophthalmol, **27**：411-416, 2017.

4) Kasuga T, Asaoka S, Asada Y, et al：Proline-assisted Tube Insertion Through Sulcus in Ahmed Valve. J Glaucoma, **29**：e106-e107, 2020.

5) Feinstein M, Moussa K, Han Y：Ab Interno Tube Occlusion for Postoperative Hypotony in a Patient With an Ahmed Glaucoma Drainage Device. J Glaucoma, **27**：e61-e63, 2018.
Summary アーメド術後の低眼圧にプローリンステントの有用性を示した論文.

6) Won HJ, Sung RK：Hypertensive Phase Following Silicone Plate Ahmed Glaucoma Valve Implantation. J Glaucoma, **25**：e313-317, 2016.

MB OCULI. No. 94 : 48-53, 2021

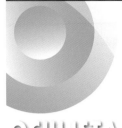

特集／達人に学ぶ！最新緑内障手術のコツ

アーメド緑内障バルブ扁平部挿入

浪口孝治*

Key Words : アーメド緑内障バルブ(Ahmed glaucoma valve), 角膜内皮細胞(corneal endothelial cells), 血管新生緑内障(neovascular glaucoma), 増殖糖尿病網膜症(proliferative diabetic retinopathy), 網膜中心静脈閉塞症(central retinal vein occlusion), 落屑緑内障(exfoliation glaucoma), 経毛様体扁平部硝子体切除術(pars plana vitrectomy)

Abstract：前房挿入に比べ扁平部挿入は角膜内皮細胞へ影響が少ないとの報告もあり, 角膜内皮細胞減少例では扁平部挿入が選択されることが多くなっている. また, 周辺虹彩前癒着があり前房挿入が困難な症例, 硝子体手術の既往がある症例, 血管新生緑内障や網膜硝子体疾患を合併している症例, 輪部結膜が菲薄化しておりチューブの露出が懸念される症例も扁平部挿入の良い適応と考えられる. しかし, 扁平部挿入では網膜剥離や硝子体のチューブ先端への陥頓等, 特有の合併症もみられる. 本稿ではアーメド緑内障バルブ扁平部挿入の適応とその手技や術後合併症への対応について述べていく.

はじめに

ロングチューブシャント手術は前房もしくは硝子体腔から細いシリコンチューブを介して, 房水を強膜上に固定された眼球後方のプレート周囲に排出し, 排出された房水はプレート周囲の結膜下組織より吸収される術式で, Molteno によって考案された術式が現在の基本になっている. 本邦でも 2012 年にバルベルト緑内障インプラント (Baerveldt glaucoma implant : BGI), 2014 年にアーメド緑内障バルブ(Ahmed glaucoma valve : AGV)が医療材料として認可され, 従来の緑内障手術の実施が困難な症例や奏効が期待できない症例, 重篤な合併症が予測される症例に対してロングチューブシャント手術が行われるようになってきた. BGI と AGV の違いは圧調整弁の有無であるが, AGV では圧調整弁があり理論上は 8 mmHg

以上の圧がかかると弁が開放されるようになっている. そのため AGV では術直後からの眼圧下降が得られ, 低眼圧や前房消失等の合併症を軽減できる可能性があり, The Ahmed Baerveldt comparison(ABC)study や The Ahmed Versus Baerveldt(AVB)study では AGV のほうが BGI に比較して低眼圧による合併症が少なかったと報告されている[1)2)]. 2014 年以降は筆者も血管新生緑内障 (NVG)や発達緑内障, ぶどう膜炎に伴う続発緑内障等に代表される複数回の緑内障手術でも眼圧コントロールが困難である難治性緑内障に対して術直後の低眼圧に関連する合併症を少なくするため AGV を選択している. チューブを眼内に挿入する経路は, 強角膜移行部から前房に挿入する方法, 輪部から 1.5〜2 mm の距離で毛様溝に挿入する方法, 輪部より 3.5〜4 mm の距離で毛様体扁平部に挿入する方法がある. 毛様体扁平部に挿入する方法は 1995 年に Varma らによって報告されている[3)]. 前房挿入に比べ扁平部挿入は角膜内

* Kouji NAMIGUCHI, 〒791-0295　東温市志津川
　愛媛大学医学部視機能再生学講座, 助教

皮細胞へ影響が少ないとの報告もあり角膜内皮細胞減少例では，扁平部挿入が選択されることが多くなっている[4]．また，周辺虹彩前癒着（peripheral anterior synechia：PAS）があり前房挿入が困難な症例，硝子体手術の既往がある症例，血管新生緑内障や網膜硝子体疾患を合併している症例，輪部結膜が菲薄化しておりチューブの露出が懸念される症例も扁平部挿入の良い適応と考えられる．本稿では AGV 扁平部挿入の適応とその手技や術後合併症への対応について述べていく．

適　応

1．角膜内皮細胞減少例

TVT study で恒久的角膜混濁はレクトミー群で9眼（9％）に対してチューブ群では17眼（16％），術後角膜移植がレクトミー群で1眼，チューブ群で8眼必要であった[5]．AGV での角膜内皮細胞数の減少率に対する報告では前房挿入で Lee らが1年で15.3％，2年で18.6％と報告している[6]．我が国では河原らが前房挿入での内皮細胞減少率が1年で40.6％，植木らが1年で60.1％の減少率であったと報告している[4][7]．一方，扁平部挿入は河原らの報告で内皮減少率は1年で14.9％，Chihara らで10.2％と報告しており，扁平部挿入は前房挿入に比べ角膜内皮細胞障害の防止に有効であると考えられる[8]．

2．周辺虹彩前癒着があり前房挿入が困難な症例

PAS がある症例では前房挿入することは困難であるため毛様溝か扁平部に挿入する必要がある．

3．血管新生緑内障（NVG）

NVG は増殖糖尿病網膜症，網膜中心静脈閉塞症，眼虚血症候群等，網膜血管の虚血により虹彩および隅角に生じた新生血管増殖膜が原因で起こる続発緑内障である．網膜の虚血により血管内皮増殖因子（VEGF）を主とするサイトカインが産生されることで発症する．NVG は治療抵抗性であることが多く，失明につながりやすい難治性緑内障の代表で早急な治療が必要な疾患である．NVG では後眼部の虚血が根本的な病態であるため，経毛様体扁平部硝子体切除術や汎網膜光凝固術を施行する必要があり，AGV 扁平部挿入との相性が良い．NVG に対する AGV 前房挿入は1年生存率63.2％，3年生存率43.2％，5年生存率25.2％と経過とともに生存率は著しく低下し予後は不良であるが，扁平部挿入では2～3年生存率が80％以上の良好なものが多い[9][10]．すでに原疾患に対して硝子体手術を行っている場合や硝子体手術を併用して行うことも多く，扁平部挿入の良い適応と考える．

4．網膜硝子体疾患合併例

NVG と同様にすでに原疾患に対して硝子体手術を行っている場合や硝子体手術を併用して行うことも多く，扁平部挿入の良い適応と考える．

5．輪部結膜が菲薄化している症例

アトピー性皮膚炎，リウマチを併発している症例や多重手術や点眼によって結膜・強膜が菲薄化している症例では強角膜移行部にチューブを留置すると，眼瞼との器械的刺激により強角膜移行部の結膜や強膜がさらに菲薄化しチューブ露出の危険性が高まるため，扁平部挿入が望ましい．

実際の手術手技

症　例：75歳，男性．L）NVG（CRVO）

術　式：L）PPV＋PEA＋IOL＋AGV（Model FP7 耳上側から扁平部挿入）

硝子体手術と AGV 留置の順番は術者によってさまざまであるが，筆者は AGV 本体を固定→白内障手術→硝子体手術→チューブ挿入→インフュージョンポート抜去→縫合の順番で行っている．理由としては白内障および硝子体手術を施行した後にアーメドを固定する場合は眼球の剛性が低下しており，AGV の固定や強膜フラップ作成が困難になることや，AGV 挿入時の低眼圧を防ぐことが目的である．ただし，増殖性変化が周辺部にまで及ぶ増殖糖尿病網膜症（PDR）では硝子体手術が困難でエンサークリングを巻く可能性や周辺部を圧迫して硝子体を切除するときに AGV が邪魔になる可能性もあり，症例によって手順を適宜

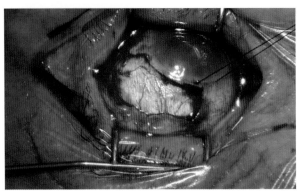

図 1. 結膜切開
結膜切開は 1 象限より少し広めに切開しておく.

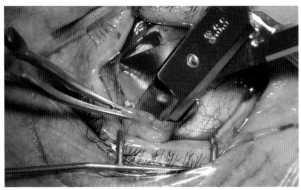

図 2. テノン嚢下ポケット作成
外科剪刀を用いてテノン嚢下に十分空間を確保しておく.

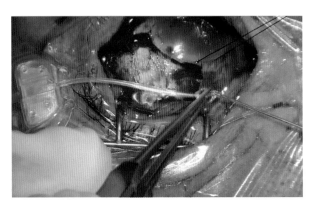

図 3. プライミング
27 G 鈍針を用いて通水を確認する.

変更することも必要である. また, 白内障手術を併用する場合は, 硝子体手術の前に眼内レンズを挿入することで前部硝子体膜の郭清が容易になりチューブへの硝子体陥頓を予防することができる.

1. 麻 酔
テノン嚢下麻酔もしくは球後麻酔を行う.

2. 眼球の牽引
角膜輪部に 7-0 シルクで牽引糸をかけて鼻下側へ牽引する. 牽引が困難であれば結膜を先に切開し, 上直筋および外直筋を同定し 4-0 シルクで 2 直筋に牽引糸をかけると眼球の制御が容易になる.

3. 結膜切開
3 時方向の結膜に 7〜8 mm 程度の水平切開を行い輪部に沿って 0 時方向まで切開を加える. 術野を広くとるために 0 時方向も垂直方向に 3 mm 程度切開を加える. 通常, 結膜切開は 1 象限程度で十分ではあるが, 結膜の瘢痕化が強い症例ではさらに広範囲に切開を行わないと結膜縫合時に結膜が届かない可能性がある (図 1).

4. テノン嚢下ポケット作成
結膜切開を行った後にテノン嚢を鈍的に剝離していく. プレートを留置するためにはテノン嚢下の空間確保が必須であり, 十分な空間確保ができていないとプレートが前方に押し出され偏位したり, テノン嚢が引っかかり結膜縫合のときに結膜が届かなくなる可能性がある. スプリング剪刀だけではなく外科剪刀等を用いて広い範囲でテノン嚢を剝離する. 上直筋と外直筋の付着部を露出し確認しておく (図 2).

5. プライミング
アーメドの特徴である 2 枚のシリコンエラストマー膜は, 開封後は強固に癒着しており, チューブをそのまま挿入しても房水は流れていかない. 27 G 鈍針を用いて Balanced Salt Solution (BSS) をチューブに通して通水するか確認が必要である (図 3).

6. プレートの固定
2 直筋の付着部を確認し, アーメド本体を角膜輪部から 8〜10 mm の位置で固定する. 筆者は 8-0 ナイロンで固定しているが, 他の糸を使用して固定しても問題はない. プレートを引っ張ってわずかでも動きがあるようであれば縫い直す必要がある. わずかな緩みでもチューブ露出や位置ずれの原因となることがある (図 4).

7. 強膜フラップ作成
筆者はプレートの根元から角膜輪部方向に向けて約 4×4 mm の L 字型半層強膜弁を作成してい

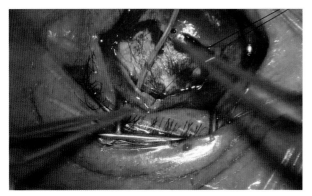

図 4. プレートの固定
2 直筋を同定し輪部から 8〜10 mm の位置で
プレートを固定する.

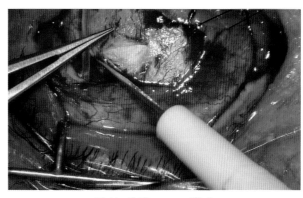

図 5. 強膜フラップ作成
チューブの根元と挿入部分を十分に覆えるように
強膜フラップを作成する.

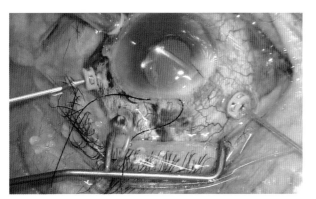

図 6. 前部硝子体膜の切除
IOL を先入れして前部硝子体膜と後嚢切除を行う.

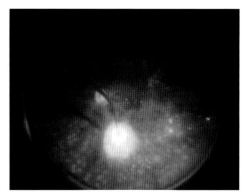

図 7. 汎網膜光凝固術
NVG では最周辺部まで汎網膜光凝固を行う.

る. 扁平部挿入では強角膜移行部までフラップを
作成する必要はない(図 5).

8. 白内障手術+硝子体手術

白内障手術を併用する場合は,硝子体手術の前
に眼内レンズ(IOL)を挿入することで前部硝子体
膜の郭清が容易になりチューブへの硝子体陥頓を
予防することができる(図 6). ガス注入する可能
性が低い症例では硝子体カッターで後嚢を切除し
ても良い. 広角眼底観察システム(Resight®)を使
用し周辺部まで硝子体を切除する. チューブ挿入
部位はチューブへの硝子体陥頓を予防するため斜
視鈎による圧迫を行い,入念に硝子体を切除す
る. 周辺部硝子体の癒着が強い症例や格子状網膜
変性を伴う症例では網膜裂孔を生じる可能性があ
るため深追いはせず,チューブ先端部分にかから
ない程度までの切除を行う. 術後早期から良好な

眼圧コントロールを得るためには網膜裂孔を作ら
ないことが重要である. NVG 症例では最周辺部
まで汎網膜光凝固を行う(図 7). 硝子体手術が終
わったらインフュージョンポートのみを残して 2
つのポートは抜去する.

9. チューブ挿入

チューブの先端が 4 mm 程度眼内に出るように
チューブ先端をベベルアップになるように切断す
る. 後で調整ができるようにチューブは少し長め
に切断しておく. ベベルアップに切断する理由と
しては,硝子体やフィブリンがチューブに陥頓し
たときに YAG レーザーで解除しやすくするため
である. 筆者は角膜輪部から 3.5〜4 mm の位置
で 30 G 鋭針にて刺入角度を確認するために試験
的穿刺を行い,次いで 23 G 鋭針を刺入しチューブ
挿入部位を作成する. チューブ先端を鑷子で把持

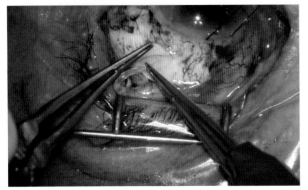

図 8. チューブ挿入
角膜輪部から 3.5〜4 mm の位置でチューブを挿入する.

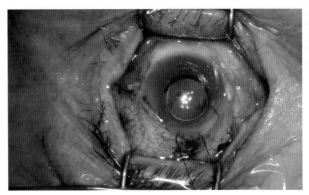

図 9. チューブ位置
散瞳状態でわずかにチューブ先端が確認できる
程度の長さに調整する.

し, 眼内に挿入する(図 8, 9). チューブ先端に周辺部硝子体が絡みついていないか, チューブの長さが長すぎたり短すぎたりしていないか確認し, 必要であれば再度チューブを切断し長さを調節する. 10-0 ナイロンを用いて強膜フラップ, 結膜を縫合していく. 結膜が寄らない場合はテノン嚢がプレートに引っかかっていないか確認し, 結膜の剝離範囲を拡大する. 最後にインフュージョンポートを抜去し 9-0 ナイロンで閉創する.

合併症

前房挿入に比べ網膜剝離や硝子体のチューブへの陥頓等, 前房挿入ではみられない合併症が起こりやすい.

1. 硝子体の陥頓

チューブ周辺の硝子体切除が不十分だとチューブ内腔に硝子体が陥頓し眼圧が上昇する. わずかな陥頓であれば YAG レーザーで解除できるが, 硝子体手術によって除去が必要となることもある.

2. フィブリンの陥頓

NVG 症例において汎網膜光凝固術を施行すると硝子体腔へフィブリンが形成されることがある. チューブ内腔にフィブリンが陥頓し眼圧が上昇する. 自然消退も期待できるが, ステロイドを用いた十分な消炎を行うことで早期の解決が可能である.

3. IOL 偏位

チューブの挿入角度が IOL 寄りになると, チューブ先端に押され IOL が前方偏位すること

がある. 前方偏位により IOL capture を起こし眼圧上昇することがある. IOL 偏位がある場合はチューブ先端を切断するか, 挿入角度を変える必要がある.

おわりに

AGV 扁平部挿入は角膜内皮細胞に対する影響が少なく, NVG や網膜硝子体疾患を合併した緑内障に対して有効な術式であるが, 網膜剝離や硝子体のチューブへの陥頓等, 前房挿入ではみられない合併症に対する対策が必要である.

文 献

1) Christakis PG, Kalenak JW, Tsai JC, et al：The Ahmed Versus Baerveldt Study：Five-Year Treatment Outcomes. Ophthalmology, **123**(10)：2093-2102, 2016. doi：10.1016/j.ophtha.2016.06.035 [published Online First：Epub Date]
   Summary AGV と BGI の成績を比較した論文.
2) Budenz DL, Feuer WJ, Barton K, et al：Postoperative Complications in the Ahmed Baerveldt Comparison Study During Five Years of Follow-up. Am J Ophthalmol, **163**：75-82 e3, 2016. doi：10.1016/j.ajo.2015.11.023 [published Online First：Epub Date]
   Summary AVB study と同様に AGV と BGI の成績を比較した論文.
3) Varma R, Heuer DK, Lundy DC, et al：Pars plana Baerveldt tube insertion with vitrectomy in glaucomas associated with pseudophakia and aphakia. Am J Ophthalmol, **119**(4)：401-407, 1995. doi：10.1016/s0002-9394(14)71224-3 [published Online First：Epub Date]

4) 河原純一, 望月英毅, 木内良明ほか：難治性緑内障に対する Ahmed Glaucoma Valve の手術成績. あたらしい眼科, **27**(7)：971-974, 2010.

5) Gedde SJ, Singh K, Schiffman JC, et al：The Tube Versus Trabeculectomy Study：interpretation of results and application to clinical practice. Curr Opin Ophthalmol, **23**(2)：118-126, 2012. doi：10.1097/ICU.0b013e32834ff2d1［published Online First：Epub Date］
Summary 難治性緑内障におけるチューブシャント手術とレクトミーの成績を比較した論文.

6) Lee EK, Yun YJ, Lee JE, et al：Changes in corneal endothelial cells after Ahmed glaucoma valve implantation：2-year follow-up. Am J Ophthalmol, **148**(3)：361-367, 2009. doi：10.1016/j.ajo.2009.04.016［published Online First：Epub Date］

7) 植木麻理, 小嶌祥太, 三木美智子ほか：アーメド緑内障インプラントによるチューブシャント手術の中期成績. あたらしい眼科, **32**(8)：1187-1190, 2015.

8) Chihara E, Umemoto M, Tanito M：Preservation of corneal endothelium after pars plana tube insertion of the Ahmed glaucoma valve. Jpn J Ophthalmol, **56**(2)：119-127, 2012. doi：10.1007/s10384-011-0108-1［published Online First：Epub Date］

9) Yalvac IS, Eksioglu U, Satana B, et al：Long-term results of Ahmed glaucoma valve and Molteno implant in neovascular glaucoma. Eye (Lond), **21**(1)：65-70, 2007. doi：10.1038/sj.eye.6702125［published Online First：Epub Date］

10) Jeong HS, Nam DH, Paik HJ, et al：Pars plana Ahmed implantation combined with 23-gauge vitrectomy for refractory neovascular glaucoma in diabetic retinopathy. Korean J Ophthalmol, **26**(2)：92-96, 2012. doi：10.3341/kjo.2012.26.2.92［published Online First：Epub Date］
Summary NVG における AGV 扁平部挿入の成績についての論文.

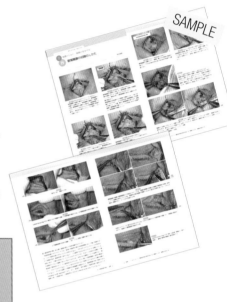
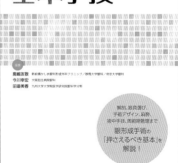

MB OCULI. No. 94 : 55-62, 2021

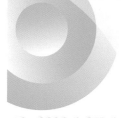

特集／達人に学ぶ！最新緑内障手術のコツ

バルベルト緑内障インプラント

岩﨑健太郎*

Key Words : チューブシャント手術(tube shunt surgery)，難治性緑内障(refractory glaucoma)，バルベルト緑内障インプラント(Baerveldt glaucoma implant)，トラベクレクトミー(trabeculectomy)

Abstract : トラベクレクトミーが不成功に終わった症例等の難治性緑内障に対する術式として，バルベルト緑内障インプラントが広く普及してきている．しかし，欧米と比べると本邦では未だにチューブシャント手術よりトラベクレクトミーがとても多く選択されているのが現状である．特に米国では，血管新生緑内障やぶどう膜炎続発緑内障に対しては約8割がチューブシャント手術を施行していると報告されており，今後本邦でも使用頻度がさらに増加していくのではないかと考えている．手術手技や術後管理についても，トラベクレクトミー程の繊細さや熟練は必要なく，比較的簡便に施行できる手術であるため，難治性緑内障に対しては積極的に選択していただきたい．本稿では，バルベルト緑内障インプラントの適応，手術方法，合併症について解説する．

バルベルト緑内障インプラント

バルベルト緑内障インプラントは，シリコン製のチューブとプレートからなり，房水を眼内からチューブを通してプレート周囲に流し，周辺組織に房水を吸収させることで眼圧下降が得られる．現在，3種類の製品(BG101-350, Pars Plana BG102-350, BG103-250)が使用できる(プレート表面積が350 mm², 250 mm²と対応している)．BG101-350 および BG103-250 はチューブを角膜輪部から前房内に挿入して使用するモデルである．Pars Plana BG102-350 は，毛様体扁平部からチューブを硝子体腔内に挿入して使用するモデルで，先端には硝子体腔内挿入用に Hoffmann elbow が付いている(図1).

適 応

本手術は，複数回の手術歴のため結膜が広範に瘢痕化している症例，ぶどう膜炎続発緑内障，血管新生緑内障，トラベクレクトミーが不成功に終わった症例等，トラベクレクトミーの効果が限定的と考えられるいわゆる難治性緑内障が適応となる(表1)．特に，トラベクレクトミー不成功眼に対しては，トラベクレクトミーを複数回行うべきか，早期にチューブシャント手術に踏み切るべきか未だに意見が分かれているが，筆者らは積極的にバルベルト緑内障インプラントを適応としている．

手 技

まず，インプラントの種類，設置部位，チューブ挿入部位を決定する．インプラントは，小児や結膜瘢痕が強く大きく結膜切開が困難な症例以外は基本的に 350 タイプの使用をお勧めする．難治

* Kentaro IWASAKI, 〒910-1193 福井県吉田郡永平寺町松岡下合月 23-3 福井大学大学院医学系研究科眼科学

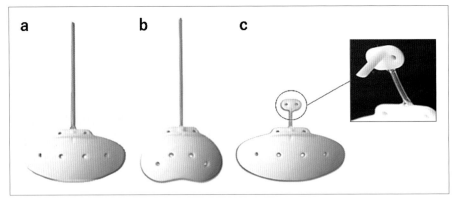

図 1. バルベルト緑内障インプラント
a：BG101-350
b：BG103-250
c：Pars Plana BG102-350. 先端に硝子体腔内挿入用の
　　Hoffmann elbow が付いている.
（AMO 社より提供を改変）

表 1. バルベルト緑内障インプラント(チューブシャント手術)の適応

手術既往による適応	・トラベクレクトミー不成功眼
	・複数回の緑内障手術既往眼
	・硝子体手術既往眼
	・白内障手術既往眼(ECCE，上方結膜切開が行われたもの)
	・広い結膜切開を要した手術既往眼
病型による適応	・血管新生緑内障
	・ぶどう膜炎続発緑内障(active な炎症)
	・先天眼形成異常に関連した緑内障
	・外傷性緑内障

性緑内障に対する治療としてバルベルトを選択しているので，より眼圧下降に優れる表面積の大きい350タイプを第一に使用するのが良いと考えている．設置部位は，基本的には上耳側を第一選択とし，結膜の瘢痕化等により設置不可能なら鼻側や下方の設置を検討する．しかし，下方は感染のリスクが高く，鼻側は眼球運動障害が生じやすいためできれば避けたい．チューブ挿入部位は，角膜内皮障害の予防のために毛様溝もしくは硝子体腔内への挿入をお勧めする．ただし，毛様溝挿入は前房挿入や硝子体腔内挿入より手技がやや難しい．また，硝子体腔内挿入は硝子体手術既往眼に対してのみ可能であり症例が限られる．

　術前処置は基本的に必要ないが，チューブを毛様溝に挿入する場合は，術中のチューブ先端の位置を確認しやすくするために術前散瞳しておくと良い．

開始前に，術直後の低眼圧予防のためチューブを吸収糸(8-0 バイクリル)にて完全結紮し，チューブ先端から通水し閉塞していることを確認する(図 2-a)．隣り合う 2 直筋が露出できる範囲で円蓋部基底結膜切開を行い(図 2-b)，切開範囲の結膜と結膜下組織をできるだけ後方まできれいに剥離する．途中，テノン嚢下麻酔(2%キシロカイン®)を十分に行う(約 3～4 ml，その後は痛みの訴えに応じて追加していく)．直筋を同定し，直筋下に斜視鈎を用いて 5-0 シルク糸を通しておくことで牽引糸として利用する(図 2-c)．露出した強膜の血管をコアギュレーターで凝固して止血する．プレートを隣り合う 2 直筋下に挿入し，プレートを輪部から 8～10 mm の位置に設置し，7-0ナイロン糸でプレート縫合穴に通糸して強膜に固定する(図 2-d)．

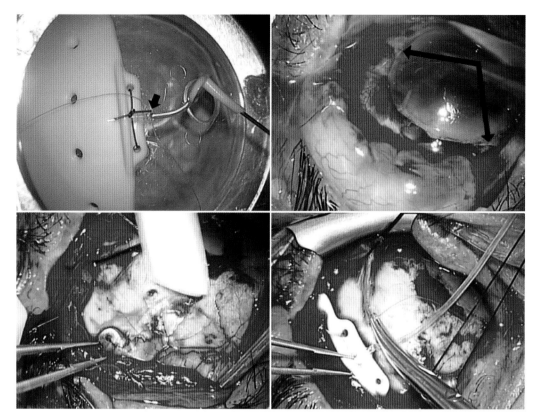

図 2. プレート固定までの術中所見
a：チューブの根本(矢印)で結紮してから，通水し閉塞を確認
b：2直筋を露出するのに十分な範囲で結膜切開(矢印の範囲)
c：直筋を同定し，斜視鈎を用いて牽引糸をかける．
d：牽引糸で眼球を固定して，プレートを縫合

1．チューブ前房挿入

サイドポートを作成し，前房内を粘弾性物質で十分に満たす．チューブ先端を前房内に2〜3 mm挿入できるような長さにベベルアップでトリミングする(図3-a)．強角膜輪部に23 G針にて虹彩面に平行に事前穿刺をして(図3-b)，そこからチューブを挿入する(図3-c)．チューブが角膜向きにならないように，事前穿刺はやや虹彩に向かうような気持ちで穿刺すると良い．

2．チューブ毛様溝挿入

サイドポートを作成し，前房内と後房内を粘弾性物質で十分に満たす．チューブ先端を後房内に2〜3 mm挿入できるような長さにベベルダウンでトリミングする(チューブへの虹彩嵌頓を予防するためベベルダウンが良い)(図4-a)．角膜輪部から2 mmの位置で23 G針にて虹彩面に平行に事

前穿刺をして，針が虹彩裏面かつIOL前面に出ていることをしっかり確認する(図4-b)．穿刺した孔からチューブを挿入する(図4-c)．

3．チューブ硝子体腔内挿入

サイドポートを作成し，前房内を粘弾性物質で十分に満たす(硝子体穿刺時の虚脱防止のため)．角膜輪部から3〜4 mmの毛様体扁平部の位置に20 G Vランスで穿刺し(図5-a)，その孔からHoffmann elbowを硝子体腔に挿入する(図5-b)．Hoffmann elbowは分厚く，露出の危険もあるため，前房タイプ用を使用してチューブをそのまま硝子体腔に挿入することも可能である．

チューブを9-0ナイロン糸で2か所強膜に固定し(図6-a)，その針を用いてチューブにsherwood slit(術直後の高眼圧予防のため)を数か所開ける(術前眼圧に応じて，2〜5個の孔を開ける)．Hoff-

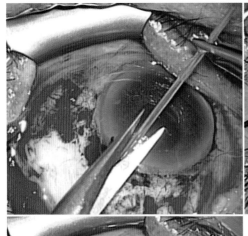
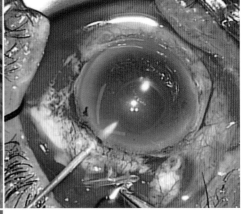
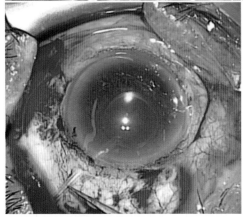

a	b
c	

図 3.
チューブ前房挿入の術中所見
  a：チューブをベベルアップでトリミング
  b：23 G 針で虹彩面に平行に事前穿刺
  c：穿刺孔からチューブを挿入

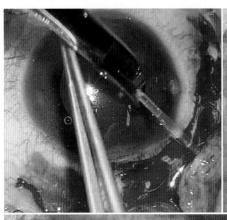
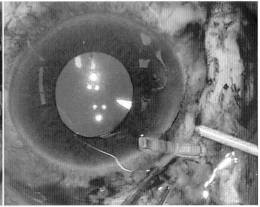
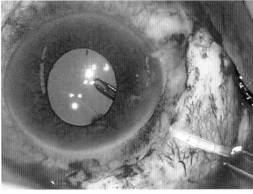

a	b
c	

図 4.
チューブ毛様溝挿入の術中所見
  a：チューブをベベルダウンでトリミング
  b：角膜輪部から 2 mm の位置に 23 G 針で
    事前穿刺し，針を虹彩と IOL の間に出す．
  c：穿刺孔からチューブを挿入

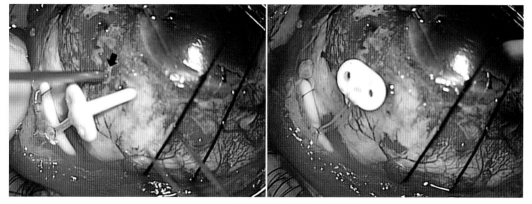

a|b

図 5. チューブ硝子体腔内挿入の術中所見
　a：角膜輪部から 3〜4 mm の位置に 20 G V ランスで事前穿刺（矢印）
　b：穿刺孔から Hoffmann elbow 先端を挿入

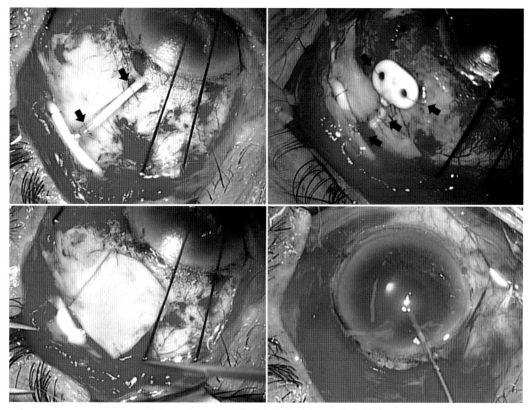

a|b
c|d

図 6. チューブ挿入後から終了までの術中所見
　a：チューブを 9-0 ナイロン糸で 2 か所強膜に固定（矢印）
　b：Hoffmann elbow とチューブを 9-0 ナイロン糸で 2 か所ずつ強膜に固定（矢印）
　c：保存強膜でチューブを被覆し強膜に固定
　d：結膜縫合後，サイドポートから生理食塩水で前房内の粘弾性物質を洗浄し終了

mann elbow の場合は，Hoffmann elbow も 9-0 ナイロン糸で 2 か所強膜に固定する（図 6-b）．チューブ露出防止のために保存強膜等のパッチ材料にてチューブを覆うように 9-0 ナイロン糸で 4

か所強膜に固定する（図 6-c）．プレート両端が直筋下に挿入されていることを最終確認して（このときプレートが直筋上に飛び出していることがある），牽引糸を外す．結膜を吸収糸（8-0 バイクリ

ル）にて縫合する．結膜が伸展しにくい場合は，局所麻酔にてテノン嚢を膨らませると伸展しやすくなる．結膜の後退を予防するために角膜輪部での縫合もしておくと良い．最後にサイドポートから生理食塩水または BSS で前房内の粘弾性物質を洗浄除去し，眼圧調整をして終了する（図 6-d）．

　術前点眼は手術 3 日前からベガモックス®点眼 0.5%を使用する．術後点眼はベガモックス®点眼を術後 2 週間使用し，リンデロン®点眼 0.1%を術後 6 か月使用する．

　術後管理については，トラベクレクトミーのようにレーザー切糸，眼球マッサージ，ニードリング等の術後早期の繊細な管理は必要としない（筆者は施行していない）．そのため，管理は比較的簡便であり早期退院も可能となる．ただし，術直後から高眼圧が持続する場合があり，チューブ結紮糸が溶けて眼圧下降が得られるまでの間は緑内障点眼やダイアモックス®内服で高眼圧期を凌がなければならない．

主な合併症と対策

1．術後低眼圧

　術後低眼圧は濾過手術においては遭遇する頻度が比較的高い合併症であり，対応に難渋する合併症でもある．バルベルトでは，チューブを吸収糸で結紮しているため術直後に低眼圧をきたすことはほとんどない．しかし，吸収糸が溶ける術後 1 か月以降で急激に眼圧が下降し，低眼圧（前房消失，脈絡膜剥離等の併発）が生じる．前房内に粘弾性物質を注入し対応すれば次第に安定していくことが多いが，何度も前房形成をしても過剰濾過が持続し低眼圧が遷延してしまう場合がある．その場合は，手術にてチューブの再結紮やチューブ内へのナイロン糸ステント留置等で眼圧を上昇させる方法もあるが，その後の眼圧調整が困難な場合が多く，インプラント抜去を施行しなければならないこともある．

2．角膜内皮障害

　チューブ前房挿入では角膜内皮減少が生じ，毛様溝挿入や硝子体腔内挿入では内皮は減少しないとされている．チューブ前房挿入の場合で，チューブ先端が角膜に接触してしまうと確実に内皮障害が生じる．また，接触しなくとも角膜とチューブの距離が近いだけで内皮障害が生じてしまう．チューブと角膜の距離が近いこと，チューブと角膜のなす角度が浅いこと，落屑緑内障等が内皮減少のリスク因子になるとされている[1)2)]．このことから，チューブは毛様溝もしくは硝子体腔内に挿入すべきである．やむを得ず前房に挿入する場合でも，チューブ挿入はできるだけ角膜から遠い位置になるように慎重に行わなければならない．

3．チューブ閉塞

　チューブ先端が，フィブリン，虹彩，出血，硝子体等で閉塞すると，眼圧が上昇してしまうことがある．術後のチューブ先端は前眼部検査や眼底検査で確認することができる（図 7）．前房内チューブ挿入や毛様溝チューブ挿入の場合は，程度が軽ければ YAG レーザーで閉塞を解除することが可能であるが，レーザーで解除できない場合は，手術による解除が必要となる．チューブ硝子体腔内挿入の場合にチューブ閉塞が疑われた際は，硝子体手術にて解除しなければならない．

4．チューブ露出，プレート露出・脱臼

　チューブ露出は，パッチ材料にて被覆をしても次第にパッチが菲薄化し露出する場合があるため注意して経過観察しなければならない．特に，結膜下にチューブが透けて見えるようになってきたら要注意であり，露出した場合はもちろん，透けているだけでも感染が生じて眼内炎に陥る危険性が高いため，パッチ材料での再被覆を考慮すべきである．プレート露出は，手術時の結膜切開線がプレート上にあると生じる可能性が高いため，手術時の結膜切開はプレートを十分にカバーできる範囲で慎重に施行しなければならない．特にバルベルトでは 2 直筋を同定する必要があるので，広めの結膜切開をお勧めする．プレート脱臼については，バルベルトではプレートの両端が直筋下に

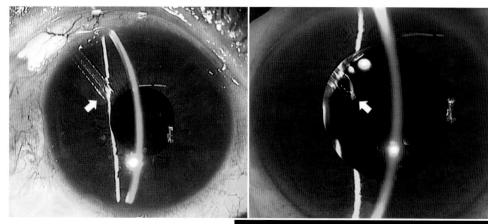

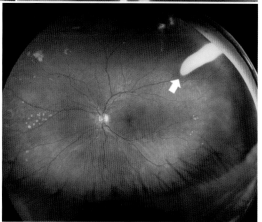

a	b
	c

図 7.

各タイプ術後のチューブ観察所見

　a：チューブ前房挿入．前房内のチューブが確認できる．

　b：チューブ毛様溝挿入．虹彩裏面かつIOL前面にチューブが確認できる．

　c：チューブ硝子体腔内挿入．オプトスにてチューブが確認できる．

固定されるので，脱臼が生じることはほとんどない．そのため，プレートを確実に直筋下に挿入固定し，手術最後の結膜縫合に入る前にも直筋下に挿入されていることを最終確認することが脱臼予防にとても重要である．

5．複視，眼球運動障害

プレートの上鼻側挿入による上斜筋運動制限，手術操作による直筋の損傷，プレート上にできる背の高い濾過胞による外眼筋の運動障害等が原因となって眼球運動障害が生じることがある．上鼻側へのプレート挿入を避けることや術中に直筋にできるだけ損傷を与えないことが予防策となる．中心視野が残存していて両眼視機能のある症例では，術後に複視を訴える可能性があるためより注意が必要である．複視が生じた場合は，術後6か月程度は経過観察を行い，改善傾向がなければプリズム眼鏡装用や手術等による対応を検討する．ただし，筆者はこれまでに術後の複視に対する加療が必要となった症例は経験していない．

手術成績

TVT（tube versus trabeculectomy）study にて，バルベルト（BG101-350）とトラベクレクトミーの効果と安全性について比較報告されている[3]．難治症例（血管新生緑内障，ぶどう膜炎続発緑内障，高度の結膜瘢痕例等）は対象患者から除外され，白内障手術歴やトラベクレクトミー歴のある眼圧コントロール不良例のみを対象とした．バルベルト群では，術前 25.1 mmHg から術後5年で 14.4 mmHg に下降し，トラベクレクトミー群では，術前 25.6 mmHg から術後5年で 12.6 mmHg に下降し，両群間に有意差は認めなかった．不成功の定義を眼圧 22 mmHg 以上，または術前眼圧から20%未満の眼圧下降しか得られない場合とすると，術後5年の手術成功率はバルベルト群で70.2%，トラベクレクトミー群で53.1%

であり，バルベルト群で成功率が有意に高かった．

PTVT（primary tube versus trabeculectomy）study にて，緑内障点眼治療ではコントロール不良の緑内障（TVT study と同様に難治症例は除外）に対しての初回手術としてトラベクレクトミーとバルベルトを比較報告されている[4]．バルベルト群では，術前 23.3 mmHg から術後 3 年で 14.0 mmHg に下降（緑内障点眼数：術前 3.1→2.1）し，トラベクレクトミー群では，眼圧 23.9 mmHg から術後 3 年で 12.1 mmHg に下降（緑内障点眼数：術前 3.2→1.2）し，眼圧，緑内障点眼ともに，トラベクレクトミー群のほうが有意に成績が良好であった．不成功の定義を眼圧 22 mmHg 以上，または術前眼圧から 20% 未満の眼圧下降しか得られない場合とすると，術後 3 年の累積手術成功率はバルベルト群で 67%，トラベクレクトミー群で 72% であり，成功率に有意差は認められなかった．術後の重篤な合併症（再手術が必要な合併症・視力低下）は，トラベクレクトミー群で多い傾向にあったが有意差はなかった．

当院で施行したバルベルトの成績（176 眼）をみてみると，術前 33.4 mmHg から術後 1 年で 14.0 mmHg，術後 3 年で 13.9 mmHg に下降（緑内障点眼数：術前 3.6→1 年 1.6，3 年 2.0）した．不成功の定義を眼圧 22 mmHg 以上，または術前眼圧から 20% 未満の眼圧下降しか得られない場合とすると，累積手術成功率は術後 1 年で 87.8%，3 年で 75.5% であった．海外からの報告と遜色ない成績であり，血管新生緑内障等の難治性緑内障も含まれていることを考えれば，むしろ良好な成績が得られている．

これらの報告から，手術歴のある緑内障症例に対してバルベルトの成績はトラベクレクトミーより優れており，初回手術としてはバルベルトとトラベクレクトミーの成績は同等であることが示された（ただし，最終眼圧はトラベクレクトミーのほうがより低くなる）．これらの結果も踏まえ，バルベルトをより積極的に適応しても良いと考えている．

文 献

1) Tan AN, Webers CAB, Berendschot TTJM, et al：Corneal endothelial cell loss after Baerveldt glaucoma drainage device implantation in the anterior chamber. Acta Ophthalmologica, **95**：91-96, 2017.
2) Iwasaki K, Arimura S, Takihara Y, et al：Prospective cohort study of corneal endothelial cell loss after Baerveldt glaucoma implantation. PLoS One, **13**(7)：e0201342, 2018.
3) Gedde SJ, Schiffman JC, Feuer WJ, et al：Treatment outcomes in the Tube Versus Trabeculectomy(TVT)study after five years of follow-up. Am J Ophthalmol, **153**：789-803, 2012.
4) Gedde SJ, Feuer WJ, Lim KS, et al：Treatment Outcomes in the Primary Tube Versus Trabeculectomy Study after 3 Years of Follow-up. Ophthalmology, **127**(3)：333-345, 2020.
   Summary 緑内障に対する初回手術として，トラベクレクトミーとバルベルトを比較し，3 年成績にてトラベクレクトミーのほうが術後眼圧，点眼数ともに低くなるものの，成功率には有意差は認められなかったと報告された．

好評

Kampo Medicine
経方理論への第一歩

漢方医学の診断に必要な知識や，診察法
について詳しく解説した実践書！
基本となる 20 処方の基礎・臨床研究や
COVID-19 のコラムなどをコンパクトに
まとめています！

Kampo Medicine
経方理論への第一歩

● 小川 恵子
金沢大学附属病院 漢方医学科 臨床教授

経方理論を漢方医学の理解と実践に生かせる
待望書！
基本となる20処方の「基本コンセプト」
「臨床のエビデンス」「各社エキス剤の構成生薬」
をコンパクトに掲載！

全日本病院出版会

小川 恵子
金沢大学附属病院
漢方医学科 臨床教授

2020 年 7 月発行
A5 判　208 頁
定価 3,300 円（本体 3,000 円＋税）

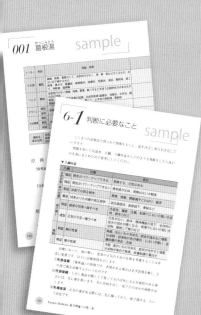

0. はじめに　　*1.* 望　診
2. 聞　診　　　*3.* 問　診
4. 切　診　　　*5.* 生　薬
6. 判断する：実際に処方してみよう
7. 漢方薬の副作用
8. 感染症の漢方治療
　　　―初期のかぜを中心に―

Colum 短脈と胆気不足について
Colum 『傷寒論』が書かれた時代の感染症
Colum COVID-19
Colum スペイン風邪

目次の詳細はここから
ご確認いただけます！

全日本病院出版会　〒113-0033 東京都文京区本郷 3-16-4　Tel:03-5689-5989
www.zenniti.com　　　　　　　　　　　　　　　　　　　　　　Fax:03-5689-8030

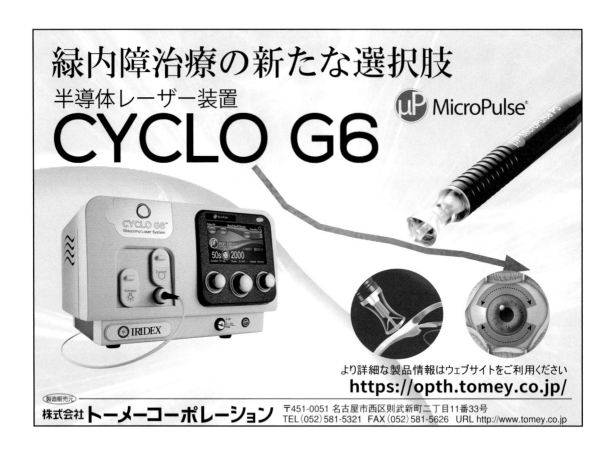
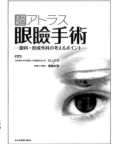
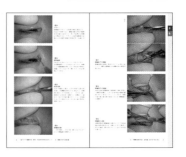

MB OCULI. No. 94 : 65 – 76, 2021

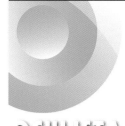

特集／達人に学ぶ！最新緑内障手術のコツ

マイクロパルス毛様体光凝固術

藤代貴志*

OCULISTA

Key Words : 経強膜毛様体光凝固術(continuous wave trans scleral cyclophoto coagulation : CW-CPC)，マイクロパルス毛様体光凝固術(micropulse-cyclophoto coagulation : MP-CPC)，合併症(complication)，日帰り手術(day surgery)，CYCLO G6

Abstract : 2017 年から，マイクロパルス毛様体光凝固術(MP-CPC)が本邦に導入され，治療が行われるようになった．これまでの毛様体光凝固術と違い，重篤な術後合併症がないことから，MP-CPC の適応は最末期だけでなく中期の緑内障にも治療が広がってきている．MP-CPC は従来の連続波(CW)によるレーザー発振を ON と OFF に極短時間で制御することにより，マイクロ秒でレーザー発振し毛様体扁平部に熱エネルギーを与え，ぶどう膜強膜流出路による房水流出を促進することを目的としている．結膜を切開せずに行う非観血手術で日帰り手術も可能である．また，結膜を温存できることから照射後に将来の濾過手術(レクトミーやエクスプレス)が可能となる．

しかしながら，治療にはある程度のラーニングカーブがあり，安定した治療成績と合併症リスクの低減には，手技を丁寧かつ適切に行うことが重要である．

はじめに

点眼や手術によっても眼圧コントロールができない最末期の難治緑内障の治療方法として従来は，経強膜毛様体光凝固術(continuous wave trans scleral cyclophoto coagulation : CW-CPC)が行われてきた．CW-CPC は毛様体皺壁部を熱凝固することで，毛様体組織を破壊し，房水の産生を減少させることを目的とし，良好な眼圧下降の効果は得られているが，術後に重度の炎症，前房出血，眼球癆等の合併症が多いことが知られている[1]~[8]．そのため術後合併症の少ない新しい毛様体光凝固術が必要とされていた．そのようななか，2017 年からマイクロパルス毛様体光凝固術(micropulse-cyclophoto coagulation : MP-CPC)が本邦に導入され，治療が行われるようになっ

た．これまでの CW-CPC と違い，重篤な術後合併症がないことから，MP-CPC の適応は最末期だけでなく中期の緑内障にも治療対象が広がってきた[9]~[18]．

CYCLO G6(P3 Glaucoma Devise，IRIDEX©，CA，USA)は 810 nm の赤外線光を照射するレーザー装置で，2 つの照射モード(連続照射モードとマイクロパルスモード)を搭載している．それぞれのモードに対応した専用のプローブを接続することにより，強膜上から毛様体へのレーザー照射を行う，眼外からのアプローチによる治療(CW-CPC と MP-CPC)が可能である．CW-CPC と MP-CPC の比較を表 1 に示す．

MP-CPC は従来の連続波(continuous wave : CW)によるレーザー発振を ON と OFF に極短時間制御することにより，マイクロ秒でレーザー発振し毛様体扁平部に熱エネルギーを与え，ぶどう膜強膜流出路による房水流出を促進することを目

* Takashi FUJISHIRO，〒113-8655　東京都文京区本郷 7-3-1　東京大学医学部眼科学教室，助教

表 1. CW-CPC と MP-CPC の比較

	CW-CPC		MP-CPC	
プローブ	G プローブ		MP プローブ	
プローブの向き・あてる場所	眼球の視軸と平行・毛様体鄒壁部		眼球の垂線方向・毛様体扁平部	
パワー・照射範囲	2,000 mW 2 sec（ポップ音出る程度） CWパルスモード（連続波）		2,000 mW 80 sec 0.5 ms の持続時間と，1.1 ms 間隔で施行 マイクロパルスモード	
目 的	房水の産生を減少		ぶどう膜強膜流出路による房水流出を促進	
合併症	多い		少ない	

的としている．結膜を切開せずに行う非観血手術が可能であることから，照射後に将来の濾過手術（レクトミーやエクスプレス）の妨げとならないことは大きな利点である．また日帰り手術が可能であるために患者に望まれやすい治療である．

これまでは最末期の緑内障を治療対象として経強膜毛様体光凝固を行ってきたが，MP-CPC では，重篤な合併症がないことから治療の適応を中期の緑内障へと広げていくことが可能になった．

手術適応

当院では，このレーザー治療の適応を慎重に選択するため，以下のような条件で患者を選択している．

1．適 応
- すべての緑内障病型
- 手術療法や点眼療法でも十分に眼圧下降しない患者
- 家族介護がなく，入院や通院ができない患者
- 手術療法*を受け入れない，もしくは拒む患者
- 術前の視力，視野の状態は特に制限はない
- 年齢は問わない（小児や認知症患者は全身麻酔が必要）
  ＊手術療法：ロトミー（MIGS 含む），濾過手術，

チューブシャント手術等

2．相対適応
- プロスタグランジン（PD）関連薬（点眼薬）による色素沈着や上眼瞼溝深化（Deepening of upper eyelid sulcus：DUES）等の副作用を回避したいもしくは嫌がる患者
- レクトミーまでの間の治療として当座の眼圧下降が必要な患者
- NTG でさらなる眼圧下降が必要な患者

3．慎重適応
- 抗凝固剤内服中の患者
- 黄斑浮腫が起きやすい患者（糖尿病網膜症，BRVO 等），既往歴のある患者
- ドライアイ患者，角膜内皮細胞の少ない患者
- 水晶体や IOL の動揺がある患者

MP-CPC の治療の流れ

1．インフォームドコンセント

当院で用いる同意書を図1に示す．患者への十分な説明を行ったのちに同意を得てから治療を行っている．

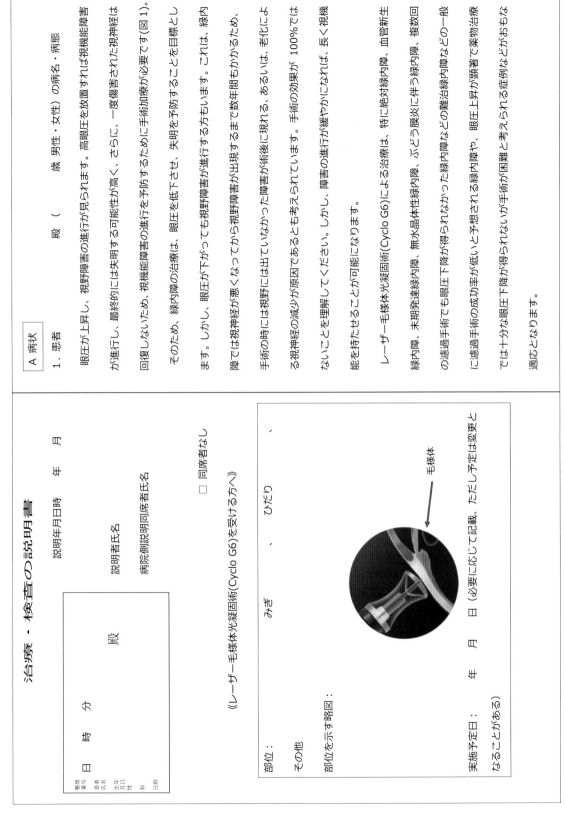

治療・検査の説明書

説明年月日時　年　月　日　時　分

整理番号
患者氏名　　　　殿
生年月日
性別
科
日付

説明者氏名

病院側説明同席者氏名　　　　　□ 同席者なし

《レーザー毛様体光凝固術(Cyclo G6)を受ける方へ》

部位：　　　みぎ　、　ひだり

その他

部位を示す略図：

毛様体

実施予定日：　年　月　日（必要に応じて記載。ただし予定は変更となることがある）

A 病状

1. 患者　　　　殿　（　　　歳　男性・女性）の病名・病態

眼圧が上昇し、視野障害の進行が見られます。高眼圧を放置すれば視機能障害が進行し、最終的には失明する可能性が高く、さらに、一度傷害された視神経は回復しないため、視機能障害の進行を予防するために手術加療が必要です（図1）。

そのため、緑内障の治療は、眼圧を低下させ、失明を予防することを目標とします。しかし、眼圧が下がっても視野障害が進行する方々もいます。これは、緑内障では視神経が悪くなってから視野障害が出現するまで数年間もかかるため、手術の時には視野には出ていないかった障害が術後に現れる、あるいは、老化による視神経の減少が原因であるとも考えられています。手術の効果が100％ではないことを理解してください。しかし、障害の進行が緩やかになれば、長く視機能を持たせることが可能になります。

レーザー毛様体光凝固術(Cyclo G6)による治療は、特に絶対緑内障、血管新生緑内障、末期発達緑内障、無水晶体性緑内障、ぶどう膜炎に伴う緑内障、複数回の濾過手術でも眼圧下降が得られなかった緑内障などの難治緑内障などの一般に濾過手術の成功率が低いと予想される緑内障や、眼圧上昇が顕著で薬物治療では十分な眼圧下降が得られないが手術が困難と考えられる症例はどがおもな適応となります。

図 1. 同意書

緑内障とは：

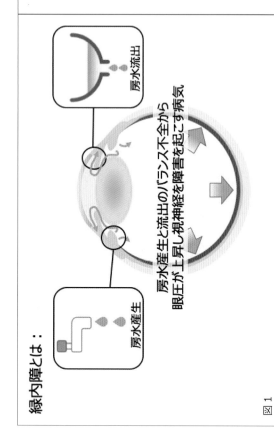

房水産生と流出のバランス不全から
眼圧が上昇し視神経を障害を起こす病気

房水産生　房水流出

図1

B　検査・治療

2．この検査・治療の目的

房水を産生している毛様体にレーザー照射をすることで房水の産生の低下や流出の促進をさせ、眼圧の下降を目指します。

3．この検査・治療の内容と性格および注意事項

治療の方法とその内容

手術室は　　麻酔で　　分程度の予定です。

痛みを抑えるために、局所麻酔を行なってからレーザー治療を行います。レーザー治療中に動いたり、急に眼を動かしたりすると危険なことがあります。また、レーザー治療中に痛みが強い時や、気分が悪い時は速やかに申し出てください。その時は、治療を中断することができます。

麻酔をしたあとにレーザー用のプローブを眼（強膜）に押し付けて行います（図2）。レーザーは眼球の毛様体扁平部という房水を産生する組織を狙って照射されます。レーザー照射の時間は、合計で160秒（上半分80秒、下半分80秒）を予定しています（図3）。多少の痛みを伴う場合がありますが、1回の治療（麻酔からレーザー照射後の処置まで）は10分程で終わります。レーザー直後は暗く感じて見えにくくなる、目が開きにくくなることがありますが、通常は麻酔が切れるとともに戻ってきます。当日は特に安静の必要はなく日常生活に制限はあり

図1．つづき

図 1. つづき

治療の有効性

東京大学医学部附属病院眼科にて 2017 年 7 月から 2018 年 7 月までに MP-CPC を施行した難治性緑内障患者 28 眼において、眼圧は、手術前 34.5±9.4mmHg、術後 1、6 ヶ月後に、24.8±11.0(28%)、17.7±6.8(49%) mmHg と眼圧下降が得られました。視力の変化はなく、点眼数に関しては、手術前から術後 6 ヶ月の時点で、1 剤程度減らすことが可能でした。眼内出血や眼球癆などの重篤な術後合併症は、観察期間中にはみられず比較的安全な治療と考えられます。

4. この検査・治療に伴う危険性とその発生率、偶発症発生時の対応

検査・治療には必ずある程度の危険性が伴います。もし副作用や偶発症（合併症）が起きた場合にはそれに対する処置・治療を行います。その際の経費（治療費等）は、原則として通常の診療と同様に検査・治療を受ける方の負担になります。

レーザーによる多熱の影響による炎症や散瞳がある程度発症します。炎症は抗炎症剤により数週間で消退します。散瞳については通常数カ月程度で戻ります。なお術後に痛みを感じる際には鎮痛剤を必要に応じてご使用ください。その他合併症・不具合事象は、発生頻度が少ないながらも以下の事項が起こり得ます。（いずれも 1%未満）

視力低下 ・角膜上皮障害 ・角膜内皮障害 ・前房内炎症 ・前房出血 ・眼圧上昇 ・周辺虹彩前癒着、虹彩癒着 ・虹彩切開部再閉塞 ・白内障 ・網脈絡膜出血 ・疼痛 ・黄斑浮腫 ・硝子体出血 ・前房出血 ・角膜混濁 ・角膜損傷 ・水疱性角膜炎 ・

ません。術後は医師の指示に従って、抗炎症剤などの点眼などを行っていただきます。

治療にかかる費用は、1 割負担の方で、6000 円、3 割負担の方で、17000 円程度となります。

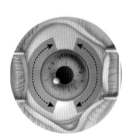

結膜　毛様体　強膜

図 2
レーザーのプローブを眼球に押してつけているところ

図 3
照射は、眼球の上半分 80 秒、下半分 80 秒の合計 160 秒行います

術後虹彩炎 ・視神経炎症 ・低眼圧 ・網膜裂孔 ・網膜剥離 ・後部硝子体膜の剥離 ・脈絡膜剥離 ・視野狭窄 ・視覚異常 ・暗順応低下 ・瞳孔偏位 ・散瞳 ・新生血管の進行 ・眼球癆 ・網膜誤照射 ・その他過剰凝固による影響 ・結膜または強膜への瘢痕または裂傷 etc

C 代替可能な検査・治療を行わなかった場合

5. 代替可能な検査・治療

特にありません。

6. 検査・治療を行わなかった場合に予想される経過

高眼圧が続くことで、視神経が損傷し、失明する恐れがあります。

D その他、検査・治療についての希望等

7. 検査・治療についての希望

8. 検査・治療の同意を撤回する場合

いったん同意書を提出しても、同意を撤回して本検査・治療を中止することが出来ます。その場合には撤回の旨を下記まで連絡してください。なお、実施直前までにご意思を撤回されましても、以後の診療において不利益を受けることはありません。

9. 連絡先

本検査・治療について質問がある場合や、検査・治療を受けた後、緊急の事態が発生した場合には、下記まで連絡してください。

【連絡先】〒○○○−○○○○

○○○○○病院　眼科　(主治医：　　　　　　　　)

電話：○○−○○○○−○○○○

図 1. つづき

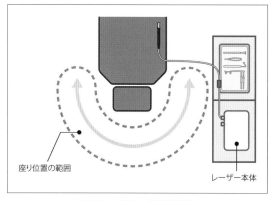

図 2. 器械の設置場所

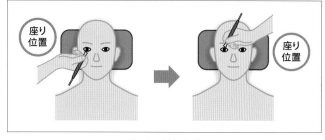

図 3. 座り位置

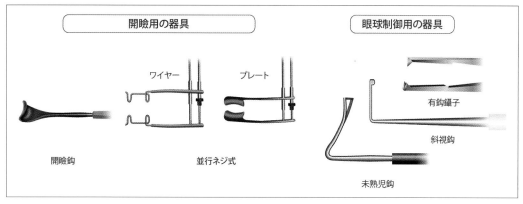

図 4. 器具の準備

2. MP-CPC の治療前

a）準 備

（ⅰ）器械の設置場所（図2）

レーザーの器械本体は，網膜硝子体手術装置等を設置するスペース（通常術者の右手側）に配置する．プローブは弾性が強く，しっかりと握っていないと落とすことがあるので注意が必要であり，クリップで器械台に留める等すると落下を防止できる．

（ⅱ）座り位置（図3）

角膜輪部に沿ってプローブを滑らせる際には，プローブの向きを常に意識する必要がある．座り位置を変え，手首に負担のかからない姿勢をとることで治療が容易になる（図3は，術者が右利きの場合）．

（ⅲ）器具の準備（図4）

球後麻酔またはテノン嚢下麻酔（2％キシロカイン®）を行うための器具，開瞼・眼球制御を行うための器具，スコピゾル®眼科用液を準備する．開

瞼用の器具，眼球制御用の器具には以下のような器具を使用している．

b）点眼麻酔

ベノキシール®点眼液または，点眼用4％キシロカイン®で行っている．

c）開 瞼（図5）

本治療を行ううえでの最も重要なポイントはプローブをあてるスペースを確保することである．開瞼器は幅が広く厚みの少ない並行ネジ式の開瞼器を一般的に使用しているが，患者の瞼裂幅，眼瞼の固さ等にあわせて，器具を準備し選択している．患者によっては，開瞼器を使用せずプローブで開瞼させながら滑らせることで，スペースを確保できることもある（図5-上）．

さらには，開瞼鈎を使用することもある（図5-下）．

d）球後またはテノン嚢下麻酔（図6）

球後麻酔（2％キシロカイン®，5 ml）またはテノン嚢下麻酔（2％キシロカイン®，3～5 ml）を行って

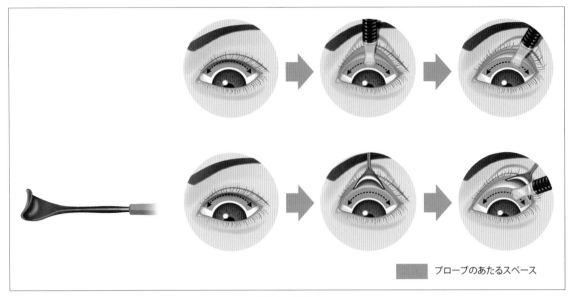

図 5. 開瞼

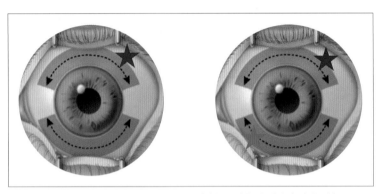

図 6. 球後またはテノン嚢下麻酔（右は追加麻酔を行う場合）

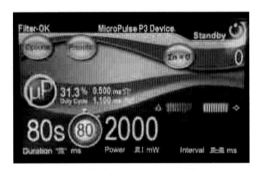

図 7. 治療パラメーターの設定

いる．角膜輪部に沿ってプローブをスライドさせながらレーザー照射を行うため，以下に注意が必要である．

テノン嚢下麻酔を行う際には，輪部から距離をとりプローブを滑らせる範囲より外側（図 6：赤星印）のテノン嚢を切開し注射しなければいけない．

1 か所に大量の薬液を注射すると結膜浮腫を引き起こすため注意が必要である．一方，球後に麻酔液を注入する球後テノン嚢下麻酔なら，結膜下に薬液がたまり結膜浮腫を引き起こすことを避けられる．

麻酔の効果が出るまで数分待ってからレーザー照射を行う．通常は，麻酔がきちんと効いていれば治療中の痛みはほぼないか，あっても軽度なものであり，治療中に痛みを訴えるようであれば麻酔の追加を行う．追加麻酔を行う際には，結膜浮腫を防ぐため，最初に行った箇所とは別の場所（図 6：青星印）に注射を行う．

e）潤滑剤を眼に塗布

スコピゾル®眼科用液を結膜上に滴下する．半周ずつ照射を行うので，照射する半周分の結膜にスコピゾル®眼科用液を滴下し，残り半周は照射

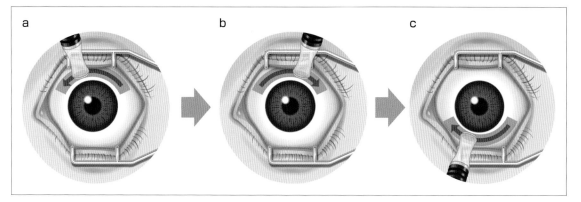

図 8.
a：10 秒かけて上半球を照射
b：再び 10 秒かけて戻り，上半球を照射．これを 4 往復する(80 秒)．
c：上半球が終わったら，今度は下半球を同様に 4 往復する(80 秒)．

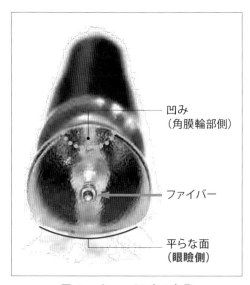

凹み
(角膜輪部側)

ファイバー

平らな面
(眼瞼側)

図 9. プローブの当て方①

前に再度滴下を行う．

3．レーザー照射

a）治療パラメーターを設定(図7)

出力 2,000 mW(duty cycle 31.3%)，照射時間 80 秒の設定にて上半球 4 往復，下半球に 4 往復それぞれ 80 秒(片道 10 秒)での合計 160 秒照射が一般的な条件である．

b）プローブを角膜輪部に沿ってスライド(図8)

10 秒かけて上半球の片道を照射し，再び 10 秒かけて戻り，上半球を照射．これを 4 往復し，合計 80 秒となる．上半球が終わったら，今度は下半球を同様に 4 往復(80 秒)する．

c）プローブの当て方

（ⅰ）平らな面を瞼側に向ける(凹みが常に角膜輪部側)．プローブの向きを誤ると，ファイバー先端が角膜に想定よりも近づき，合併症の発生率が高まる(図 9)．

（ⅱ）プローブを結膜/強膜に対して垂直に支持し，ファイバー端が結膜/強膜にあて，レーザー光が眼球の中心に向き，毛様体扁平部を狙う．眼球の中心にプローブを向けるようなイメージで照射をする(図 10)．

（ⅲ）ボールペンで文字を書く程度の筆圧で，プローブを結膜/強膜に押しこむ．押し込みが弱いと，プローブと結膜との間に空気の層が生じ，

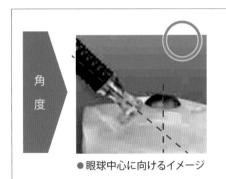 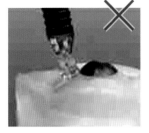 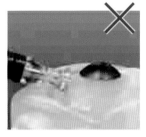

●眼球中心に向けるイメージ　●プローブを立てすぎ　●プローブを寝かせすぎ

角度

図 10. プローブの当て方②

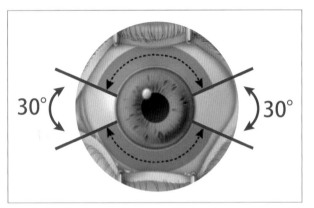

30°　　30°

図 11. プローブの当て方③

エネルギーが減弱し，押し込みが強いと結膜裂傷を引き起こすことがある.

（iv）3時と9時の位置（30°程度ずつ）を避けて，結膜上を角膜輪部に沿って滑らせて照射し続ける. 3時と9時方向には，長後毛様動脈と静脈があるため，レーザー照射による合併症リスクが高まるので照射を避ける. また，3時と9時を避けることで，散瞳の長期化リスクおよび術中の痛みの軽減も期待できる（図11）.

4．MP-CPC 終了後

a）抗炎症薬剤の点眼

術後の炎症を抑えるため，ステロイド点眼（リンデロン® 0.1％）と抗生剤点眼（ベガモックス® 0.5％）を行い，抗生剤の眼軟膏（タリビット®眼軟膏0.3％）も点入する.

b）眼　帯

帰宅するまで装用してもらう.

5．帰宅後

a）抗緑内障点眼薬の点眼

抗緑内障薬は処方を継続し，術後の眼圧の下降

の程度を確認し，それに応じて漸減を検討していく.

b）抗炎症剤の点眼

術後の炎症を抑えるため，ステロイド点眼（リンデロン® 0.1％）と抗生剤点眼（ベガモックス® 0.5％）を1日4回，1〜2週間程度点眼している. その後は経過を観察し，漸減し長くても4週間程度で中止している.

c）鎮痛剤の服用

鎮痛薬（ロキソニン® 60 mg）の内服を屯用で数回分処方し，帰宅後の疼痛に備える.

d）治療後の外来通院

MP-CPC 後は，翌日，1週間後，1か月後に眼圧を確認している. その結果に応じて薬物治療の漸減を行う. 術後に散瞳がみられることがあるが，通常数週間程度で術前の状態に戻ってくるため，経過観察だけとしている. しかし患者の状態によっては，縮瞳効果のある緑内障点眼薬（2%サンピロ®，ピロカルピン塩酸塩液）を処方することもある.

MP CPC の治療のポイント

⑴本治療のポイントは，レーザーを的確に毛様体扁平部に照射することであり，そのためには，プローブをあてるスペースを確保できるように十分に開瞼を行い，眼球を制御するためのさまざまな器具を準備することが大切となってくる. 患者や自分に合った器具を適宜選べるように準備しておく.

⑵本治療はレーザーのエネルギーにより治療効果を生む治療であるため，照射時間を長くするこ

とで眼圧下降効果を高めることや，または照射時間を短くすることでより侵襲を少なくすることが可能である．術者の経験により患者個々の状況に合わせて設定値をカスタマイズすることもできる．

⑶通常，本治療では毛様体が破裂する音（ポップ音）はしない．ポップ音がした場合は，プローブを当てる角度，位置，滑らせるスピードを見直しする必要がある．本治療は簡易な手技だが，より適切にエネルギーを与える手技を身につけることで，治療効果を高め合併症リスクを減らせると考えている．そのため，手技に慣れない間は，実際にレーザー照射を行う前に照射のパワーを 0 mW に設定し，プローブを患者の眼に当てて実際の手技をイメージ，練習してから照射すること．

⑷一部の場所にレーザーエネルギーが集中しないように，プローブを等速で動かすことが極めて重要である．プローブのひっかかりを感じたらすぐにフットスイッチから足を離し，レーザー照射を休止し，状況の把握を行う．

⑸出血を抑えるためにエピネフリン入りの麻酔を利用する方法もあるが，閉塞隅角緑内障患者の発作を誘発することがあり，使用は慎重にすべきである．また，バイポーラを使用する際は出血部位を見定めて限局的に使用するにとどめる．多用すると結膜の凝固で将来的な濾過胞手術に影響が出る可能性があるので最低限にする．

文　献

1) Bloom PA, Tsai JC, Sharma K, et al："Cyclodiode"：Trans-scleral diode laser cyclophotocoagulation in the treatment of advanced refractory glaucoma. Ophthalmology, **104**：1508-1520, 1997.

2) Suzuki Y, Araie M, Yumita A, et al：Transscleral Nd：YAG laser cyclophotocoagulation versus cyclocryotherapy. Graefes Arch Clin Exp Ophthalmol, **229**：33-36, 1991.

3) Schlote T, Derse M, Rassmann K, et al：Efficacy and safety of contact transscleral diode laser cyclophotocoagulation for advanced glaucoma. J glaucoma, **10**(4)：294-301, 2001.

4) Muhammad K, Baig RA, Baig MJ, et al：Transscleral diode laser cyclophotocoagulation for the treatment of refractory glaucoma. Pak J Ophthalmol, **23**(4)：204-208, 2007.

5) Murphy CC, Burnett CA, Spry PG, et al：A two centre study of the dose-response relation for transscleral diode laser cyclophotocoagulation in refractory glaucoma. Br J Ophthalmol, **87**：1252-1257, 2003.

6) Iliev ME, Gerber S：Long-term outcome of transscleral diode laser cyclophotocoagulation in refractory glaucoma. Br J Ophthalmol, **91**：1631-1635, 2007.

7) Egbert PR, Fiadoyor S, Budenz DL, et al：Diode laser transscleral cyclophotocoagulation as a primary surgical treatment for primary open-angle glaucoma. Arch Ophthalmol, **119**：345-350, 2001.

8) Grover S, Fishman GA, Anderson RJ, et al：Visual acuity impairment in patients with retinitis pigmentosa at age 45 years or older. Ophthalmology, **106**：1780-1785, 1999.

9) Tan AM, Chockalingam M, Aquino MC, et al：Micropulse transscleral diode laser cyclophotocoagulation in the treatment of refractory glaucoma. Clin Exp Ophthalmol, **38**(3)：266-272, 2010.
   Summary MP-CPC について考案をした Paul 先生のグループにより海外から最初の報告がされている．

10) Aquino MC, Barton K, Tan AM, et al：Micropulse versus continuous wave transscleral diode cyclophotocoagulation in refractory glaucoma：a randomized exploratory study. Clin Exp Ophthal, **43**：40-46, 2015.

11) Toyos MM, Toyos R：Clinical outcomes of micropulsed transcleral cyclophotocoaguiation in moderate to severe glaucoma. J Clin Exp Ophthalmol, 7, 2016. DOI：10.4172/2155-9570.1000620

12) Kuchar S, Moster MR, Reamer CB, et al：Treatment outcomes of micropulse transscleral cyclophotocoagulation in advanced glaucoma. Lasers Med Sci, **31**(2)：393-396, 2016.

13) Emanuel ME, Grover DS, Fellman RL, et al：

Micropulse cyclophotocoagulation：Initial results in refractory glaucoma. J Glaucoma, **26**(8)：726-729, 2017.

14) Lee JH, Shi Y, Amoozgar B, et al：Outcome of micropulse laser transscleral cyclophotocoagulation on pediatric versus adult glaucoma patients. J Glaucoma, **26**(10)：936-939, 2017.

15) Bendel RE, Patterson MT：Observational report：Improved outcomes of transscleral cyclophotocoagulation for glaucoma patients. Medicine, **96**(23)：e6946, 2017.

16) Williams AL, Moster MR, Rahmatnejad K, et al：Clinical efficacy and safety profile of micropulse transscleral cyclophotocoagulation in refractory glaucoma. J Glaucoma, **27**(5)：445-449, 2018.

17) 山本理紗子，藤代貴志，杉本宏一郎ほか：難治性緑内障におけるマイクロパルス経強膜的毛様体凝固術の短期治療成績．あたらしい眼科, **36**(7)：95-98, 2019.
Summary 日本における MP-CPC の短期成績の最初の報告がされている．

18) Kaba Q, Somani S, Tam E, et al：The Effectiveness and Safety of Micropulse Cyclophotocoagulation in the Treatment of Ocular Hypertension and Glaucoma. Ophthalmol Glaucoma, **3**(3)：181-189, 2020.
Summary 今年になって発表された214人342眼の大規模研究結果．有害事象の報告と割合，正常眼圧を含む眼圧別の成績報告，視力低下の頻度と程度等が報告されている．

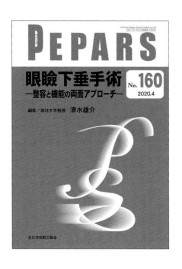

MB OCULI. No. 94 : 78－82, 2021

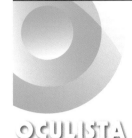

特集／達人に学ぶ！最新緑内障手術のコツ

緑内障の Heads up surgery

杉原一暢*

Key Words： Heads up surgery：HUS, Zeiss ARTEVO800, Alcon NGENUITY, 緑内障手術(glaucoma surgery)

Abstract：デジタル映像による Heads up surgery は，高解像度カメラを使用するデジタル映像処理，低照度手術，サージカルガイダンス等が特徴となった新しい手術で現在本邦でも普及しつつある．一般的には白内障手術および硝子体手術で使用されているが，現在もさまざまな術式に応用が広がっているところである．本稿ではこの新しい 3D 手術システムの機器の紹介と，緑内障手術における活用や手術時におけるさまざまな注意点について述べる．

はじめに

Heads up surgery（以下，HUS）とは，一般にモニタを見ながら行う手術のことである．眼科用顕微鏡としてはCarl Zeiss 社の ARTEVO800 および Alcon 社の NGENUITY が発売されている．術者は 3D バイザー（3D 偏光メガネ）をかけて画面を観察しながら行うデジタル支援手術である．

一般に HUS における利点は高解像度カメラによる鮮明な手術野の描写，カラーコントラスト等，画質調整された術野画像，低光量での手術，教育，術者の姿勢等の利点が挙げられる．今までは硝子体手術に使用されることが多く[1]，数多くの有用性が報告されている．また，白内障や硝子体手術以外にも斜視手術や角膜移植等，前眼部手術でも応用が可能である[2~4]．また，緑内障手術への応用も報告されてきた[5,6]．

まずは国内で使用されている代表的な 2 機種について説明する．

機器紹介

1．ARTEVO800（図 1）

Carl Zeiss 社から初めてのデジタル手術顕微鏡として発売された．2 台の 4K ビデオカメラが搭載されており，55 インチの医療用 3D 液晶モニタに映し出される．3D 顕微鏡専用として使用することもできるが，通常の顕微鏡鏡筒を取り付けて hybrid モードとして使用することもでき，その場合は術者が鏡筒を覗き，手術室の他のスタッフは 3D 画面を視聴して使用することもできる．Resight 広角眼底観察システムと連動しており，システムの出し入れに伴う正像・倒像の切り替え等がないのが利点である．

2．NGENUITY（図 2）

Alcon 社から出ている NGENUITY® 3D ビジュアルシステムは，HDR（high dynamic range）ビデオカメラを搭載した眼科用 3 次元映像システムである．モニタは 55 インチの 4K モニタである．色調の調整により黄斑疾患等の手術で内境界膜や増殖膜の視認性を向上させることができる．

3．2 機種の相違点

両顕微鏡ともに遅延は少なく，前眼部・後眼部

* Kazunobu SUGIHARA, 〒693-8501 出雲市塩冶町
89-1 島根大学医学部眼科学講座，助教

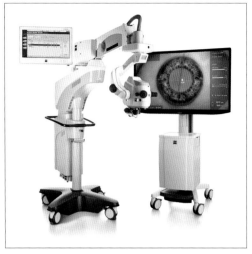

図 1. ARTEVO800
（Carl Zeiss 社 HP より引用）

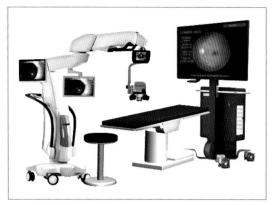

図 2. NGENUITY
（Alcon 社 HP より引用）

手術ともに問題なく使用できる．焦点深度についてだが，ARTEVO800 は慣れ親しんだ自然な見え方が意識されており，焦点深度はそこまで深くはなく，例えば，通常の顕微鏡と同じように白内障手術時に分割した核に焦点を合わせると，結膜血管はややぼやけて描出される．一方で NGENUITY は焦点深度が深く，核および結膜血管に同時に焦点が合っているような見え方である．通常の手術顕微鏡に比べて約 7 倍の焦点深度であるとされている．色調も ARTEVO800 は自然な色調を再現している一方，NGENUITY は HDR(high dynamic range) カメラを利用しての増殖膜や内境界膜の視認性向上が特徴である．

HUS における緑内障手技の実際

HUS のメリット，デメリットや注意点等について，一部経験に基づき紹介する．今回は特に立体的な観察が必要となる眼内法による手術について述べた．線維柱帯切除術等の比較的平面的な操作が必要になる手術も HUS で可能であるが，立体的な認識が必要となってくる眼内法流出路再建手術に比べるとメリットが少なく感じる．

1．適切な照明照度

照明の強度によっては対象が画面上で白飛びしてしまい，見えないことがある．通常の手術で使う光量(50〜70％程度)では明るすぎるため，光量を 15〜30％程度に落として手術をすることで明瞭なコントラスト下に手術を行うことができる．特に若年者等の線維柱帯への色素沈着がほとんどなく，同定が難しい症例に対し，光量 10％程度の低照度にし，コントラストを調節することで視認性が上がる場合がある．また，モニタへの照明の映り込みを少なくするために部屋の照明を暗くすると術野の視認性が向上する．あまり暗くすると偏光メガネを装着していることも相まって手元の器具が見えにくくなるため注意が必要である．

2．ディスプレイ位置調整

それぞれの機種によって術者とディスプレイの最適な距離がある．また正面からの視聴が最も立体感の再現に優れているため，しっかりとディスプレイの位置を決める必要がある．しかし，ベッド等があるため術者から完全な正面に設置することは難しく，やや斜めにモニタを配置することになる．

その際には既存の手術室の顕微鏡，手術機器の配置と干渉することもあるため，ディスプレイの位置は術者・助手が視聴しやすく機器の邪魔にならない手術室の配置を考える必要がある．

3．術者の姿勢

不自然な体勢で鏡筒をのぞき込むことから解放され，比較的ゆったりした体制で手術をすることができる．鏡体の上部に通常の顕微鏡の鏡筒を取り付けて使用することもできるが，鏡筒部分で画面の視聴に困難をきたすことがある．そのため一般的には顕微鏡の鏡体を少し下げ気味で手術を行

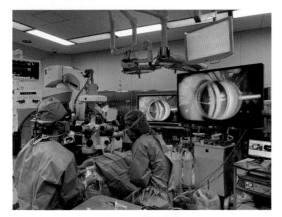

図 3. 手術風景

うことになり，手術の姿勢も自然と肩に力の入らない脇を締めたリラックスした姿勢で手術に臨むことができる．

また，眼内法による緑内障手術は，顕微鏡本体を傾けて光の入射角を変えて角膜上に置いた隅角観察用のプリズムレンズを用いて手術を行うことになるが，その際に通常ならば顕微鏡の鏡筒の角度や位置を変え，椅子を調整して不自然な首や腰の角度で手術を行うことが多い．HUSでは顕微鏡を傾けるだけで，体位の変更をすることなく手術を行うことができる．注意点として，片側の隅角のみのiStent挿入時は問題ないが，一部の術者でab interno trabeculotomyやKahook dual bladeを使用する際に，鼻側および耳側の隅角切開時に座る場所を変えて切開する術者もいる．その場合はディスプレイの配置を考慮しないと術者が真横を見て手術をしなければならず，眼内操作の難易度が上がってしまう．HUSで眼内法を行ってみたい術者は，まずはiStentからが良いだろう．

また，眼内法時にお勧めしたいのが，隅角手術の際に椅子の位置は頭側のまま，患者の頭を傾けたうえで隅角プリズムを使用し，眼内法の手術をする方法である．例えば，左眼の耳側隅角を観察するときは，患者に頭を45°程度横に向けてもらい，さらに左方視してもらう．そのうえで隅角プリズムレンズを用いれば隅角を見ることができる．術者は患者の頭側から動くことなく鼻側・耳側の隅角を十分に観察することができるため，モニタ位置の変更や顕微鏡本体を傾けたり，鏡筒の角度を変えたり，椅子の場所を変えたりといった

煩わしいことから解放される．ただ，この場合は鏡筒を傾けることもしないため，上記のようなHUS恩恵にあずかっていないこととなる．図3は筆者がHUSでab interno trabeculotomyを行っている風景である．右側の3Dモニタを用いて手術を行っているが，助手（看護師）は角度の問題もあり鏡筒を覗いている．中央奥のモニタは手術室の壁面モニタ（2D）であり通常使用していない．

4．慣 れ

正直に言えば，実際には映像の遅延が少しではあるが存在し，画面解像度や画面色調，立体感が慣れ親しんだ顕微鏡とは異なるため，これまでの手術との違和感が出る．特に画面をある程度しっかり拡大しないと，視認性や立体感が損なわれ，手術が難しくなってしまう．また，年齢的に若い医師は自分の眼の調節を使って手術をしている場合もあり，眼精疲労の原因になることもあるが，HUSでは顕微鏡側でフォーカスを合わせないといけない．

慣れが必要なのは術者だけではなく，周囲のスタッフにも必要である．特に顕微鏡の色調調節やモードの変更等，術者が術中に対応するのが難しい部分がある．その辺りの操作に慣れた臨床工学技士等の手術室への配置も必要である．

HUSのメリット

1．低照度

稀ではあるが手術顕微鏡による網膜光障害は報告されている．1983年にMcDonaldとIrvineの報告[7]以来，数多く報告されている．リスクファクターは照射時間や波長，照明による温度上昇等が指摘されているが，障害を起こす明確な基準はない．緑内障手術ではiStent等，眼内レンズ挿入術を併用した同時手術も盛んに行われ，プレートインプラント手術をはじめ手術時間が比較的長くなる症例もあり，顕微鏡による網膜光障害が起きる可能性はゼロではない．そのためには迅速な手術等も必要だが，照明照度を落として手術を行うことができるのはHUSの利点である．

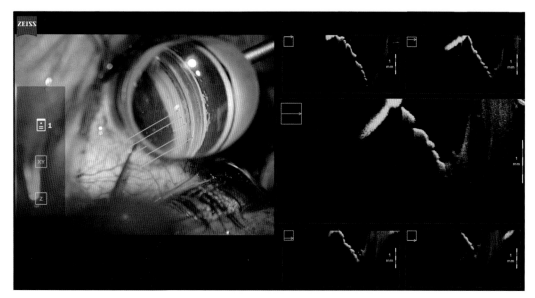

図 4. 術中 OCT
（文献 8 より許可を得て転載）

2．手術教育

術者と同じ手術映像を手術室にいる誰もが同様に観察することができ，教育・指導が容易である．従来は助手のみが立体的な映像を見ることができていたが，手術室にいる全員が立体的に見ることができるのは教育上，効率的である．また，2D録画のほか，3D録画をすることで後からでも3D動画での手術記録の閲覧が可能である．ただし，その場合は3D対応の画面とメガネが必要である．

特に手術指導中にしっかりと拡大することで，線維柱帯を明確に描出し，iStentの挿入位置や切開部位を指示することができ，手術教育には威力を発揮する．またモニタ上に手術機械の吸引圧やIOPの実効値，フットスイッチの踏み加減等を画面上にオーバーレイすることができる．

3．術中のOCTによる確認

3D顕微鏡システムにOCTを導入しておくことで，リアルタイムで隅角構造を観察することもできる．我々はab interno trabeculotomy手術時に当院で通常使用している隅角レンズであるスワンヤコブレンズを通して隅角構造を確認した．切開後の凝血塊によって隅角構造がOCTで確認できない場合もあるが，切開部位の確認は良好で線維柱帯切開後にSchlemm管が開放されているのが確認できる[8]（図4）．

HUSのデメリット

1．術者による目の調節ができない

前述したとおり，術者の眼による調節が効かないため，ある程度の顕微鏡でのフォーカス操作が必要である．ただ，しっかりと顕微鏡でフォーカスを合わせることで術後に録画映像を確認すると鮮明な画像を得られている．

2．移動する手術時が大変である

前述のように通常の手術であれば問題ないが，頭側から耳側に座る位置を変更する場合等にモニタ位置の調整が必要である．

3．前眼部手術時における縫合

線維柱帯切除術や緑内障インプラント手術時等での縫合の際に出血と縫合糸が見えにくくなることがあり，注意が必要である．結膜の見え方も従来の顕微鏡とは多少異なるため，注意が必要である．デジタル映像の遅延を多少は感じるが，縫合操作時等に苦慮するほどではない．また，意外と見落としがちだが，助手も3Dモニタを見ている場合，顔を横に向けて手元の糸を切ったり，出血を除去したりすることになる．そのため当院の手術助手は従来通り鏡筒を覗いていることが多い．

今後の展望

　眼科領域も含め医療環境全体にさまざまな機器の進化がみられており，今後眼科領域も AI 支援手術や遠隔手術等が増えてくると思われる．HUS にはさまざまなメリット，デメリットがあるが，現時点では従来の鏡筒下手術を完全に代替するとまではいえない状況である．しかし術中 OCT や視認性の向上，術者の手術中の姿勢のストレスの低減といった明確な利便性もあり，緑内障手術を含めて，さまざまな眼科手術で HUS が活躍する時代がすぐそこまで来ていると思われる．

文　献

1) Eckardt C, Paulo EB：Heads-Up Surgery for Vitreoretinal Procedures：An Experimental and Clinical Study. Retina, **36**(1)：137-147, 2016.
   Summary 硝子体手術を HUS を行い，見え方も良好で手術もしやすいと報告した文献．

2) Mohamed YH, Uematsu M, Inoue D：First experience of nDSAEK with heads-up surgery：A case report. Medicine, **96**(19)：e6906, 2017.

3) Galvis V, Berrospi RD, Arias JD, et al：Heads up Descemet membrane endothelial keratoplasty performed using a 3D visualization system. J Surg Case Rep, **11**：rjx231, 2017.

4) Hamasaki I, Shibata K, Shimizu T, et al：Lights-out Surgery for Strabismus Using a Heads-Up 3D Vision System. Acta Medica Okayama, **73**(3)：229-233, 2019.

5) Ohno H：Utility Of Three-Dimensional Heads-Up Surgery In Cataract And Minimally Invasive Glaucoma Surgeries. Clin Ophthalmol, **13**：2071-2073, 2019.

6) 吉田　武：新しい緑内障流出路再建術：Heads-up Surgery の応用．あたらしい眼科, **36**(3)：337-341, 2019.

7) McDonald HR, Irvine AR：Light-induced maculopathy from the operating microscope in extracapsular cataract extraction and intraocular lens implantation. Ophthalmology, **90**(8)：945-951, 1983.
   Summary 術中の網膜光障害について記した文献．今後は HUS による低光量化により，光障害が予防できると思われる．

8) Ishida A, Sugihara K, Shirakami T, et al：Observation of Gonio Structures during Microhook Ab Interno Trabeculotomy Using a Novel Digital Microscope with Integrated Intraoperative Optical Coherence Tomography. J Ophthalmol, 9024241, 2020.
   Summary HUS および OCT を用いて Microhook ab Interno Trabeclotomy 術中の隅角観察についての論文．

全日本病院出版会のホームページに
"きっとみつかる特集コーナー"ができました!!

☺学会売上好評書籍のご案内や関連特集本コーナーで欲しい書籍が見つかりやすくなりました。

☺定期雑誌の最新号や、新刊書籍の情報をすばやくお届けします。

☺検索キーワードの入力でお探しの本がカンタンに見つかる、便利な「検索機能」付きです。

☺雑誌・書籍の目次、各論文のキーポイントも閲覧できます。

click

| 全日本病院出版会 | 検索 |

zenniti.com

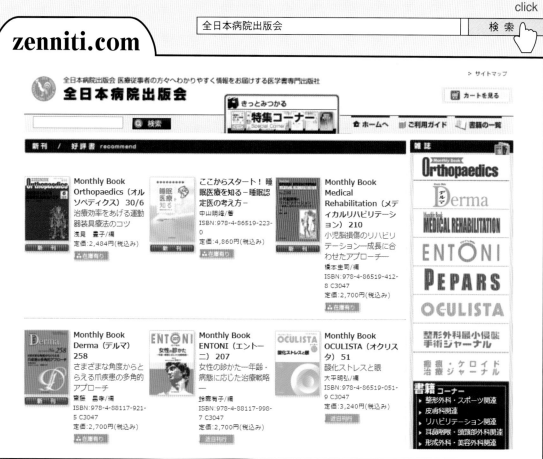

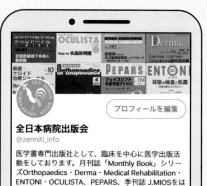

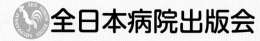
全日本病院出版会　〒113-0033 東京都文京区本郷 3-16-4　Tel:03-5689-5989
www.zenniti.com　　　　　　　　　　　　　　　　　　Fax:03-5689-8030

FAXによる注文・住所変更届け

改定：2015年1月

　毎度ご購読いただきましてありがとうございます．

　読者の皆様方に小社の本をより確実にお届けさせていただくために，FAXでのご注文・住所変更届けを受けつけております．この機会に是非ご利用ください．

◇ご利用方法

　FAX専用注文書・住所変更届は，そのまま切り離してFAX用紙としてご利用ください．また，注文の場合手続き終了後，ご購入商品と郵便振替用紙を同封してお送りいたします．**代金が5,000円をこえる場合，代金引換便とさせて頂きます．**その他，申し込み・変更届けの方法は電話，郵便はがきも同様です．

◇代金引換について

　本の代金が5,000円をこえる場合，代金引換とさせて頂きます．配達員が商品をお届けした際に，現金またはクレジットカード・デビットカードにて代金を配達員にお支払い下さい（本の代金＋消費税＋送料）．（※年間定期購読と同時に5,000円をこえるご注文を頂いた場合は代金引換とはなりません．郵便振替用紙を同封して発送いたします．代金後払いという形になります．送料は定期購読を含むご注文の場合は頂きません）

◇年間定期購読のお申し込みについて

　年間定期購読は，1年分を前金で頂いておりますため，代金引換とはなりません．郵便振替用紙を本と同封または別送いたします．送料無料，また何月号からでもお申込み頂けます．

　毎年末，次年度定期購読のご案内をお送りいたしますので，定期購読更新のお手間が非常に少なく済みます．

◇住所変更届けについて

　年間購読をお申し込みされております方は，その期間中お届け先が変更します際，必ずご連絡下さいますようよろしくお願い致します．

◇取消，変更について

　取消，変更につきましては，お早めにFAX，お電話でお知らせ下さい．

　返品は，原則として受けつけておりませんが，返品の場合の郵送料はお客様負担とさせていただきます．その際は必ず小社へご連絡ください．

◇ご送本について

　ご送本につきましては，ご注文がありましてから約1週間前後とみていただきたいと思います．お急ぎの方は，ご注文の際にその旨をご記入ください．至急送らせていただきます．2〜3日でお手元に届くように手配いたします．

◇個人情報の利用目的

　お客様から収集させていただいた個人情報，ご注文情報は本サービスを提供する目的（本の発送，ご注文内容の確認，問い合わせに対しての回答等）以外には利用することはございません．

　その他，ご不明な点は小社までご連絡ください．

株式会社　全日本病院出版会　〒113-0033 東京都文京区本郷3-16-4-7 F
電話 03(5689)5989　FAX03(5689)8030　郵便振替口座 00160-9-58753

FAX 専用注文書

年　　月　　日

○印	MB　OCULISTA 5周年記念書籍	定価(税込)	冊数
	すぐに役立つ眼科日常診療のポイント―私はこうしている―	10,450 円	

(本書籍は定期購読には含まれておりません)

○印	MB　OCULISTA	定価(税込)	冊数
	2021 年__月～12 月定期購読(No.__～105：計__冊)(送料弊社負担)		
	2020 年バックナンバーセット(No. 82～93：計 12 冊)(送料弊社負担)	41,800 円	
	No. 93　斜視―基本から実践まで―	3,300 円	
	No. 92　再考！脈絡膜疾患診療	3,300 円	
	No. 91　職業性眼障害のマネージメント	3,300 円	
	No. 90　眼科開業の New Vision―医療界の変化を見据えて―	3,300 円	
	No. 89　眼科不定愁訴と疾患症候のギャップを埋める	3,300 円	
	No. 88　スマホと眼 Pros & Cons	3,300 円	
	No. 84　眼科鑑別診断の勘どころ　増大号	5,500 円	
	No. 72　Brush up 眼感染症―診断と治療の温故知新―　増大号	5,500 円	
	No. 60　進化する OCT 活用術―基礎から最新まで―　増大号	5,500 円	
	No. 48　眼科における薬物療法パーフェクトガイド　増大号	5,500 円	
	その他号数（号数と冊数をご記入ください） No.		

○印	書籍・雑誌名	定価(税込)	冊数
	ストレスチェック時代の睡眠・生活リズム改善実践マニュアル	3,630 円	
	美容外科手術―合併症と対策―	22,000 円	
	ここからスタート！眼形成手術の基本手技	8,250 円	
	超アトラス 眼瞼手術―眼科・形成外科の考えるポイント―	10,780 円	
	PEPARS No. 87 眼瞼の美容外科 手術手技アトラス　増大号	5,500 円	
	PEPARS No. 147 美容医療の安全管理とトラブルシューティング　増大号	5,720 円	

お名前　フリガナ　　　　　　　　　　　　　　　　　　㊞　　診療科

ご送付先　〒　　－

□自宅　　□お勤め先

電話番号　　　　　　　　　　　　　　　　□自宅　　□お勤め先

雑誌・書籍の申し込み合計
5,000 円以上のご注文
は代金引換発送になります

―お問い合わせ先―
㈱全日本病院出版会営業部
電話　03(5689)5989

FAX　03(5689)8030

年　　月　　日

住 所 変 更 届 け

お 名 前	フリガナ	
お客様番号		毎回お送りしています封筒のお名前の右上に印字されております8ケタの番号をご記入下さい。
新お届け先	〒　　　　　都 道 　　　　　　府 県	
新電話番号	（　　　　　）	
変更日付	年　　月　　日より	月号より
旧お届け先	〒	

※ 年間購読を注文されております雑誌・書籍名に✓を付けて下さい。
　□ Monthly Book Orthopaedics （月刊誌）
　□ Monthly Book Derma. （月刊誌）
　□ 整形外科最小侵襲手術ジャーナル （季刊誌）
　□ Monthly Book Medical Rehabilitation （月刊誌）
　□ Monthly Book ENTONI （月刊誌）
　□ PEPARS （月刊誌）
　□ Monthly Book OCULISTA （月刊誌）

FAX 03-5689-8030

全日本病院出版会行

Monthly Book OCULISTA バックナンバー一覧

通常号 3,000 円＋税　　増大号 5,000 円＋税

No. 21 以前のバックナンバー，各目次等の詳しい内容はホームページ(www.zenniti.com)をご覧ください．

編集主幹：村上　晶　順天堂大学教授
　　　　　高橋　浩　日本医科大学教授

No. 94　編集企画：
谷戸正樹　島根大学教授

Monthly Book OCULISTA　No. 94

2021 年 1 月 15 日発行（毎月 15 日発行）
定価は表紙に表示してあります.
Printed in Japan

発行者　　末定　広光
発行所　　株式会社　全日本病院出版会
〒 113-0033　東京都文京区本郷 3 丁目 16 番 4 号 7 階
　　　　　電話　(03)5689-5989　Fax　(03)5689-8030
　　　　　郵便振替口座 00160-9-58753
印刷・製本　三報社印刷株式会社　　　電話　(03)3637-0005
広告取扱店　㈱メディカルブレーン　　電話　(03)3814-5980